九宫圆运动之古中医论

董乾阳　编著

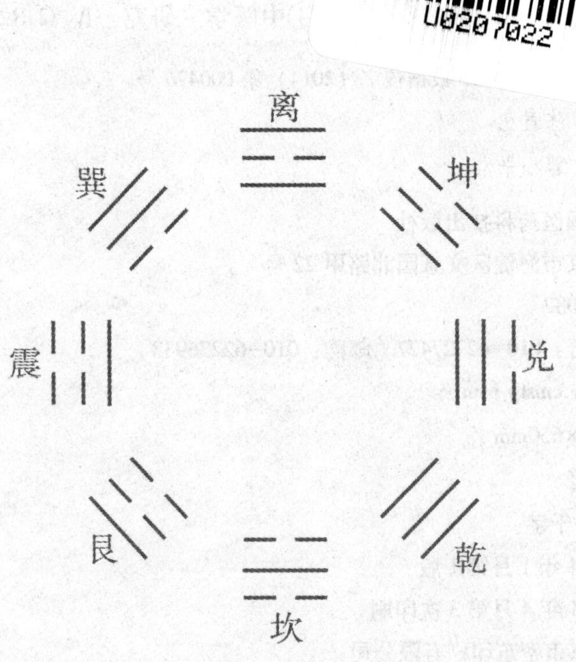

中国医药科技出版社

内 容 提 要

九宫一词在中医典籍里最早见于《内经·灵枢·九宫八风》篇。本书以洛书九宫、八卦理论，干支学说，比类取象的方法，诠释中医理论。延续了《内经》的思想，拓展了五行学说在中医学的应用。全书侧重医理，以中气为核心用于辨证论治，重视时间、地区、体质因素对处方用药的影响，提出了时间诊法及辨证与九宫诊法及辨证等概念。对当今中医界的热点话题如《辅形诀》的思想，温阳药的应用发表了作者独有的观点。

图书在版编目（CIP）数据

九宫圆运动之古中医论/董乾阳编著.—北京：中国医药科技出版社，2014.1

ISBN 978－7－5067－6540－4

Ⅰ.①九…　Ⅱ.①董…　Ⅲ.①中医学－研究　Ⅳ.①R2

中国版本图书馆CIP数据核字（2014）第000476号

美术编辑　陈君杞

版式设计　郭小平

出版　中国医药科技出版社

地址　北京市海淀区文慧园北路甲22号

邮编　100082

电话　发行：010-62227427　邮购：010-62236938

网址　www.cmstp.com

规格　958×650mm 1/16

印张　12¾

字数　133千字

版次　2014年1月第1版

印次　2021年4月第3次印刷

印刷　北京市密东印刷有限公司

经销　全国各地新华书店

书号　ISBN 978-7-5067-6540-4

定价　25.00元

前　言

我曾经看到李阳波老师讲述的《开启中医之门·神机气立》中有这样一段话："光凭经验积累是不可能构筑知识系统的，也就是把中医认为是经验，这是不准确的。中医存在着理性思维，存在着它的系统!"笔者十分赞同李老师这个观点。那么中医的理性思维与它的系统是什么？用何种方式阐述中医的理性思维与其系统呢？

我多年对易经、术数类知识的学习，又受到先贤黄元御与彭子益中医理论的启发，发现洛书九宫、八卦、干支学说能更准确地阐述中医诸多理论，及临证中的经验技巧。中医各家学说及派别，可以在此理论中一一找到相对应的位置，站在九宫圆运动这个整体观念的角度看中医各家学说，可有效降低门派之间的误解，各家之优势就会因时、因地、因人、因易之大象而随证用之。

《易传·系辞》中云："古者包羲氏……始作八卦……以类万物之情。"中医所诊察到的病象，完全可以类比于八卦之象。熟练运用九宫圆运动理论以后，可以逐渐将中医理论浓缩成一个九宫图，辨证施治层次分明，使中医的整体观念时刻不离医者的脑海。

九宫圆运动理论是黄元御中气升降理论、彭子益圆运动思想的升华，使圆运动理论指导中医临证的实用性大幅度提高，增加了圆运动理论的规律性，使中气升降有规律可寻，并可随时验证古中医理论，其中的五行生克规律、时间与九宫诊法及辨证、中气相关诸论丰富了中医的辨证论治思想。

方剂的选择及中药的加减，吸收了《内经·至真要大论》中的精华与道医前辈陶弘景《辅行诀》的思想，将其两者与九宫圆运动理论结合；使临证处方应四时的变化而变化，最大限度地避免了套方套药之弊。

为了使广大中医界同仁在临证中重视医德，我在附录中引用了药王孙思邈《千金要方·大医精诚》，以方便医者阅读。

在本书附录部分收录了在盘锦市行医的任亮中医师的几则医案，我们不仅是同学，还同时拜辽宁省大连市的民间中医王金光老师为师。任亮医师把主要精力放在对气脉的修持上，脉诊水平相当精细。我邀请任亮撰写医案的目的是为了丰富同仁的视界，体现了同门之间的“和而不同”。

广大的中医同道，当您在临证中遇到困惑，百思不得其解之时；当您在研习《内经》、《辅行诀》等以医理为主的中医书籍不能深入，感到乏味时；当您在学习中医各家学说感到互相矛盾，无法决择之时；希望您经常阅读本书，日久方有温故而知新的感悟，希望对您的行医之路有所助益。

在本书的写作过程中，大连开发区黄海路中医医院孙寂愷院长，铁岭市吕忠中医师，海城市张晓雨中医师提供了大量的参考书籍；初稿完成后恩师王金光和师兄任亮在百忙之中审阅书稿；中国医药科技出版社的相关工作人员对书稿认真地编辑、校正；深圳市岐黄学堂堂主黄海涛中医师对目录的排列提出了合理的建议，笔者对以上同仁致以忠心的感谢！

因本人学识有限，教人分别之法均属有为法，是有疏漏的，不当之处敬请同仁校正。

董乾阳（董井佳）

2013 年 5 月于大连开发区黄海路中医医院

致研习《四圣心源》、《圆运动的古中医学》同仁们的一封信

各位中医界前辈、同仁大家好！

近几年，在李可老师的苦苦搜寻与大力宣传下，《圆运动的古中医学》被广大中医爱好者熟知，后来久受中医界冷落的《四圣心源》被多家出版社发行，数次印刷，足见其对中医界的影响。我也是其中的受益者。在此向讲解、传播黄元御、彭子益学术思想的同道及相关人士致以忠心的感谢！

我将《四圣心源》、《圆运动的古中医学》的核心思想称为圆运动理论。能研习圆运动理论的都是同路人。《论语·卫灵公》言："道不同，不相为谋。"我在书中的一些言语难免引起同道的分别之心，若有不当之处敬请谅解。

对于学习中医绝大多数同仁是离不开书籍的。我常听有的同学说一些名家的书就某方某法管用，余下的无意义之类的话。我认为同一件事，若能在阴阳两种角度，甚至四面八方多种角度去考虑所得到的实际意义与自身感受会有巨大差别的。

我学习《四圣心源》、《圆运动的古中医学》主要是领悟了其核心思想，我已经非常满足了。

您在看一本上百页的书时，若能真正领悟了一句话，并能将其准确地用于中医临证甚至是为人处事，您的钱也没白花，时间也没白费，余下的内容即使真的毫无意义，我想也该知足了，真知足，能常足啊！老子《道德经》云："故知足之足常足矣。"

我曾经听"根尘不偶"老师的讲座，有人对他说，用黄元御书中的方治病不好使。大家仔细分析一下，这种说法是否妥当。

中医处方的前提是准确的辨证，准确辨证的前提又是什么？这些基本的理论都不提，直言某方剂管用不管用，有道理吗？中医方剂有十万余种又有哪个方剂不治病呢？关键是在什么样的时间、地点、体质证候等因素下用一个较为相应的方剂。

本书的重要意义在于能让更多的中医认识并熟悉各种取象的方法，推断病因审因论治。处方用药不离中气的升降与盛衰，使中气、经络、五脏三者运用到辨证施治的全过程；重视三因制宜再将中药取象对应病象。若是七情致病，又需结合王凤仪老善人思想，甚至劝患者学习国学来提高自己的思想境界，以达到治病求本的目的。

老子《道德经》云："知人者智，自知者明。"我认为走中医这条路最重要的是认识自己的根器；再找与自己根器相同的师傅；逐渐培养观察、觉察、洞察能力。

比如喜欢钻研的同道；初高中理科成绩非常好，记忆力好，又有灵感思维的同道学圆运动理论或以医理为主的书籍最适合。初高中文科成绩好学针灸比较适合；文理科不偏科者学《伤寒论》可能更适合。再根据医者当地的具体情况相应地调整。

有关根器的内容可参考本书——《中医的思维形式对辨证论治的影响》、《献给中医初学者的良言》。

董乾阳

2013 年 7 月

目　录

九宫圆运动
古中医体系的理论来源

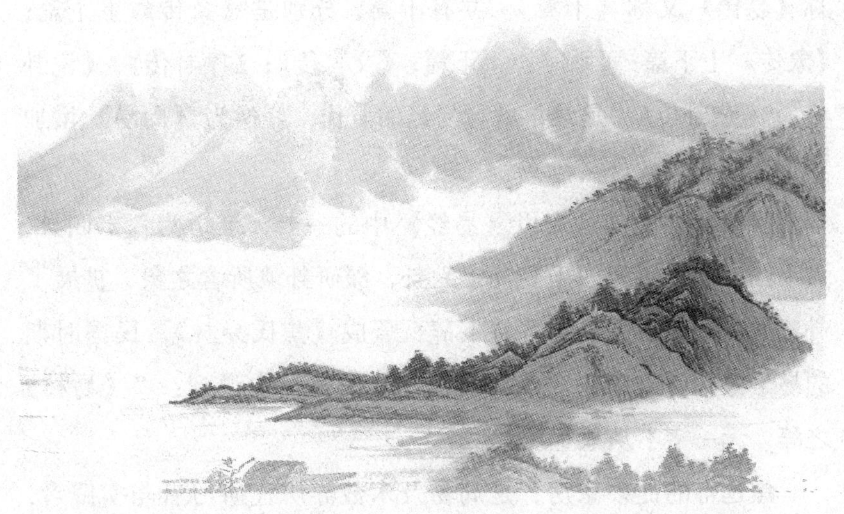

《易经》学术体系发展简介

《易经》自古以来，被儒家尊称为“六经之首”，道家尊称为“三玄之冠”，是中国传统文化的发源地，同样影响了中医的发展。

《易经》讲的是八卦上下排列组成的六十四卦，每个卦，每卦六个爻都有相对应的卦辞，爻辞。

相传，八卦的基本符号是伏羲氏（又叫包牺氏）首创。《易传·系辞》云：“古者包牺氏之王天下也，所观象于天，俯观法于地，观鸟兽之文与地之宜，近取诸身，远取诸物，于是始作八卦，以通神明之德，以类万物之情”。伏羲氏所画之八卦，称为先天八卦。

《易经》的发展先由夏朝的《连山易》到商朝的《归藏易》最后到周朝形成《周易》，后者是我们现存于世的《易经》。相传是周文王创立后天八卦。被后世广泛应用于术数，中医等领域。

战国时期由孔子的弟子，继承孔子思想著《周易大传》、简称《易传》又称《十翼》。共有十篇，分别是《彖传》上下篇；《象传》上下篇；《系辞》上下篇；《文言传》；《序卦传》；《说卦传》；《杂卦传》。是最早解释易经的著作，好像为《周易》增加了十个翅膀，故称《十翼》。

西汉时期，焦延寿以《易经》中的一卦，推衍为六十四卦，六十四卦共发展为四千零九十六卦，深研卦象所含之象，扩展了卦象的应用，再配以四言诗卜辞，著成《焦氏易林》。民国时期的易学大师尚秉和在《焦氏易林注·例言》中说到：“《易林》之辞，无一字不从象生。”

焦延寿的徒弟京房，是周易及术数界历代研习者与实践者，几乎无人不知的一位易学大师，创立的八宫卦，纳甲等理论，被术数界延用至今。又有卦气学说等其他理论，著《京氏易传》。

东汉末，道家黄老学派代表人物魏伯阳与易经学术思想融合，用炼外丹之术暗喻内丹之术，著《周易参同契》。

晋代王弼19岁时，以老子、庄子思想解释《周易》，著《周易注解》。

唐代，僧一行推《周易》大衍之数，修订历法著《大衍历》、《卦议》、《一行易纂》。

北宋陈抟，是中国太极学说的鼻祖，著《易龙图》等。北宋以前的先哲多没见过河图、洛书。是陈抟将密传的河图、洛书公之于众，得到了邵康节、苏东坡等名家的推崇。

邵康节，北宋时期著名的易学大师，创立“先天学”著《皇极经世》等，后世术数界多尊其为祖师，是因《梅花易数》一书多以为是邵康节的著作，但有人认为是清代中医陈士铎托邵氏之名而著。

南宋朱熹著《周易本义》对后世影响很大。陈抟祖师的各种图，经朱熹的弘扬而广为人知。

宋末元初，道教大师雷思齐，以九宫为核心解释《易经》，著《易图通变》等。

清光绪至民国时期易学大师尚秉和，著《焦氏易林注》、《周易尚氏学》、《焦氏易诂》等。

新中国成立以后，一些专家学者将《易经》相关理论用于现代科学的研究，较有代表性的如王洪吉著《八卦数学物理原理》；栾任之、王景祜合著的《周易思维与现代科学》。后者用《易经》思想推断未来元素周期表等。

李阳波老师讲过：“易为日月，为天地，这可以从文字学的角度得到的考证。……周者周天之周，圆周之周，周而复始之周。”所以，本书将周易相关理论作为圆运动的理论来源。

河图、洛书与先、后天八卦图

在宋代大儒朱熹著《周易本义》中记载了河图、洛书与先天、后天八卦方位图。首先，我们看河图，如图 1，图中白点代表阳，上、下、左、右、中均是奇数。黑点代表阴，上、下、左、右、中均是偶数。奇为阳，偶为阴。奇、偶配合，占据一方，体现了阴阳的协调性。

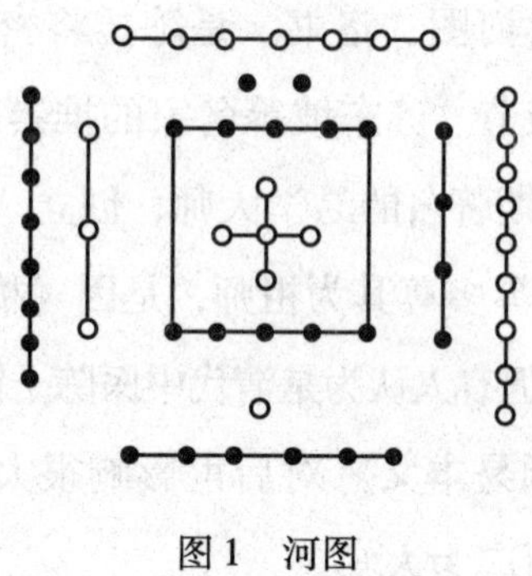

图 1　河图

我将河图模式简化之后，就是将河图用文字描述，如图 2，天三生木代表东方。地二生火代表南方。地四生金代表西方。天一生水代表北方。天五生土代表中央。

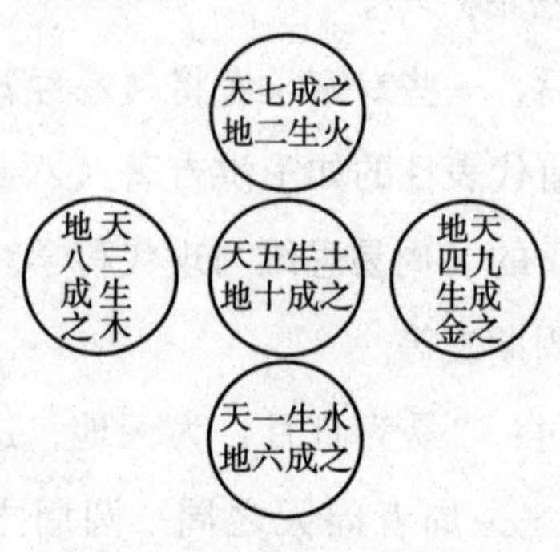

图 2　简化河图

我们仔细观察洛书就会发现，图 3 中白点居东、南、西、北四正宫和中宫，黑点居四维宫。白为阳，黑为阴，阳为纯，阴为杂，体现了阴阳的对称性。洛书外为八方对应八卦图，其数对应后天八卦数。

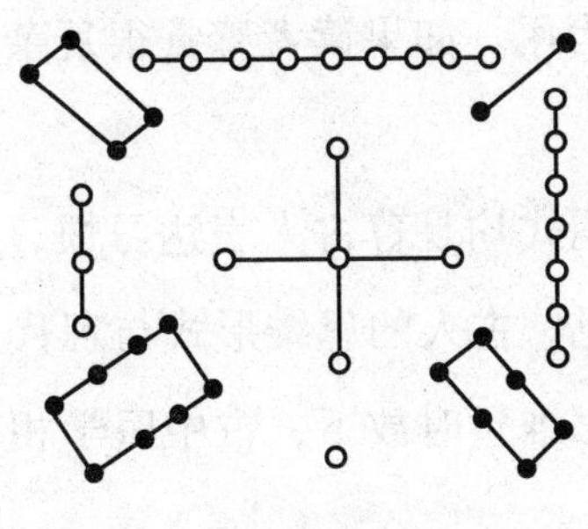

图 3　洛书

我们再看看八卦图，无论是先天八卦图（图 4），还是后天八卦图（图 5），卦爻排列的顺序，均是距中央最近的爻为初爻，有些人将八卦图画成由外向内看是不准确的，八卦图是由中央观八方，读每个卦，都是从内向外读。

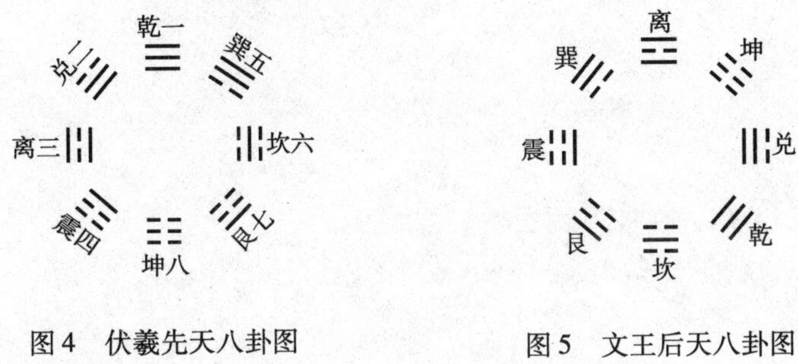

图 4　伏羲先天八卦图　　图 5　文王后天八卦图

先天八卦图的读诵次序为乾一、兑二、离三、震四、巽五、坎六、艮七、坤八。

先天八卦数的读法，体现了先哲对太极思想和运用。

后天八卦图的读诵次序为：乾、坎、艮、震、巽、离、坤、兑。

希望读者仔细观察后天八卦图中各卦所居阴阳位置的差异，与排列次序的规律，能否体会先贤是本着何种思想所绘此图式？

本书所言九宫是以洛书图式与先天八卦方位为体，后天八卦方位与先天八卦数为用。如果读者感觉很复杂，最基本也要熟知后天八卦方位。

注：本书所有图式均是尊古人表达习惯，为上南、下北、左东、右西。由此可见，古人的思维形式与现代人的差异，读者若不将现代化的逻辑思维暂时放下，古中医学相关书籍多不能深入研究。

历代研习释、道、易、术的著名中医

众所周知，中医学的理论绝大多数来源于《黄帝内经》，其作者阐述的观点及思维形式与道家的观点及思维形式，又与易经术数的思维形式是最接近的。最具特点的是对五行学说的应用频率较后世中医著作高出数倍。到如今中医界已经极少有人真正应用五行学说指导临床实践。《内经》与术数界一样，用干支学说作为理论基础。

道家对中医另一项重要影响是对经络的认识。著名中医陶弘景和李时珍均认为经络是返观内证而得或经过特殊的望诊而得。陶氏在《辅行诀五脏用药法要》中言："凡学道辈，欲求永年，先须袪疾，或有夙痼，或患时恙，一依五脏补泻法例，服药数剂，必使脏气平和乃可进修内视之道。不尔五精不续，真一难守，不入真景也。"

《黄帝内经》中有许多关于特殊望诊的描述，如《内经·素问·经络论》中写到："帝曰：经之常色何如？岐伯曰：心赤，肺白，肝青，脾黄，肾黑。"

我想读者看到此处应该明白我将上面的对话用"特殊望诊"这个称谓来描述的缘故。

谈到道家的修气脉，就不能不提到释家的修持方法对道家修气脉的影响。

释家的修持纲领是戒、定、慧。对气脉的修持是帮助对无上智慧的证得所采用的一种方法。释家修气脉的代表性经典是《安般守意经》。后世一些学者认为此经对道家理论的丰富有深远影响。释家理论虽有“医方明”、“四大不调”等与人体健康有关的名词或学说，但更重视心理对人的影响。

《易经》及其相关理论和道家理论与实践，还有释、道、儒三教合一的思想，对中医的形成与发展，有着极其重要的作用。影响了中医诸多理论，如藏象学说、经络循行、气血溢注、治法方药、医德医风、养生观念等方面。本篇简要介绍研习过释、道、易、术思想的著名中医先师，希望对同仁们的行医之路有所启发。

汉代的中医董奉，习练道家功法，老如壮容。与张仲景、华佗共称为“建安三神医”。中医界的“杏林”一词，来源于董奉为患者治愈疾病后不收钱财，只让重证愈者在山中种五棵杏树，轻证愈者种一棵杏树，日久成林。故杏林一词此后形容中医。

东晋的葛洪，精通道家炼丹术，著有《抱朴子》、《肘后备急方》等。

南北朝时期的医家陶弘景，又是道教茅山派代表人物之类一。兼修儒、释、道、医，著《辅行诀五脏用药法要》、《神农本草经集注》。

唐代的孙思邈，将儒、释、道三家思想与中医思想融合，重视医德。著有《千金要方》等。

明代的赵献可，自号医巫闾子。喜研易及释、道、儒。创立命门学说，著《医贯》、《经络考》。

明代的李时珍，曾在蕲州的玄妙观，武昌的观音阁行医。深受道家文化影响，在其所著的《奇经八脉考》中云：“是故医而知八脉，则十二经十五络之大旨得矣。”又云：“内景隧道惟反观者能照察之”。

明末清初的傅青主，中年在五峰山道观出家，号朱衣道人。

深研子学，兼习释、道、后将其所学传于陈士铎。

王肯堂，明代人，又称“念西居士”中医代表作《证治准绳》研习并弘扬释家唯识学，著《成唯识论证义》。

明末清初的喻嘉言，五十岁在禅林出家，研究释家理论、中医理论，后又还俗，悬壶济世。一生无子女，著《寓意草》等。

清代的陈士铎，又称“朱华子”师承傅青主学术思想，著《石室秘录》等，又著道家书籍《黄庭经注》。

徐灵胎，清代人，平素喜欢研习《周易》、《道德经》及各种术数类知识，著《洄溪医案》等。

清代的王洪绪，名维德，著《外科证治全生集》，是中医外科的杰出人物。又著有在当今术数界几乎无人不知的《卜筮正宗》。

唐宗海，生活在清末民国初年。著《血证论》对后学影响较大，又吸纳易经思想，著《医易通说》。

周潜川，近代中医学家，得道家真传，兼学儒、释、武，著有《峨嵋十二庄释密》、《气功药饵疗法》。

除了以上所列诸位先贤，还有现代中医都比较熟悉的金元四大家，张景岳、黄元御、吴鞠通、陈修园、郑钦安、张锡纯、李阳波等中医界前辈都受易经思想的影响，形成了自己的中医思想。

《黄帝内经》中的圆运动思想

圆运动这个称谓是先师彭子益研习前辈黄元御的学术思想后所提出。黄元御对《内经》是有着深入研究的，在《四圣心源》成书后第二年黄氏又著《素灵微蕴》，第三年著《素问悬解》，第四年著《灵枢悬解》。其对中气左升右降的理解，应该是对《内经》主要思想理解并运用之后的高度概括，深度总结。即使是黄师顿悟其理，却也暗合了《内经》的思想。《内经》是以阴阳学说为体为基础，以五行学说为用，几乎贯穿全书始终来阐释具体中医理论的著作。以五行为用，必然会涉及到五方，即东南西北中，表达五行应五方的方法，只有河图。若更加详细论述则为八方。即洛书九宫图、八卦图。

笔者在通读《素问》、《灵枢》之后认为圆运动这个思想在《内经》成书之时已经有了明确的应用，只是没有将分散的理论归纳。

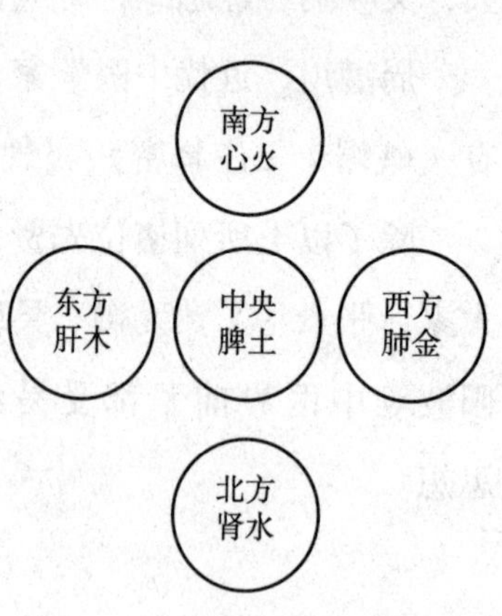

图6　五脏应五方图

一、关于五脏应五方的描述

《内经·素问·阴阳应象大论》曰："东方生风，风生木，木生酸，酸生肝……南方生热，热生火，火生苦，苦生心……中央生湿，湿生土，土生甘，甘生脾……西方生燥，燥生金，金生辛，辛生肺……北方生寒，寒生水，水生咸，咸生肾……"。

此段原文用图式来描述，如图6。

《内经》中没有提到河图洛书八卦，只提到干支、九宫，但诸多理论却吻合河图圆运动模式。

二、关于中气的描述

《素问·脉要精微论》曰："五脏者，中之守也。中盛脏满，气胜伤恐者声如从室中言，是中气之湿也。……得守者生，失守者死。"

本段原文言中气守卫五脏、关乎人之生死。

三、关于左升右降的描述

《素问·五运行大论》曰："上者右行，下者左行，左右周天，余而复会也。"

《素问·六微旨大论》曰："出入废则神机化灭，升降息则气立孤危，故非出入，则无以生长壮老已，非升降，则无以生长化收藏。"

四、关于九宫圆运动理论中的对宫原理（图7）

《素问·六元正纪大论》曰："春气西行，夏气北行，秋气东行，冬气南行。"此语之意义为四正宫必欲向其相反方向发展。正应了老子《道德经》中所言："反者道之动"。

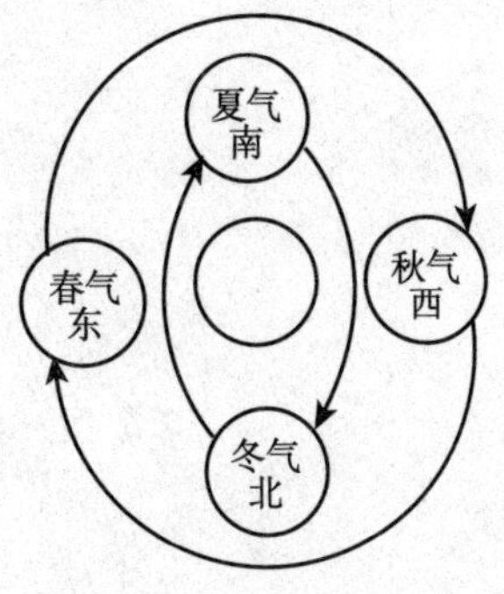

图7　对宫原理图

为了解释《责问》此意，我画了个对宫原理图，应知冬气南行必经春，余者仿此。

五、关于疾病的传变规律

《素问·气厥论》曰："肾移寒于肝，痈肿，少气。脾移寒于肝，痈肿筋挛。肝移寒于心，狂隔中。心移寒于肺，肺消，肺消者饮一溲二，死不治。肺移寒于肾为涌水；涌水者，按腹不坚，水气客于大肠，疾行则鸣摆摆如囊裹浆，水之病也。"

此原文又吻合了河图圆运动。

从以上所列举的《内经》原文中不难看出，中医理论根源与法天地、合阴阳、应四时的圆运动思想无二无别。

九宫圆运动

古中医体系的基础知识

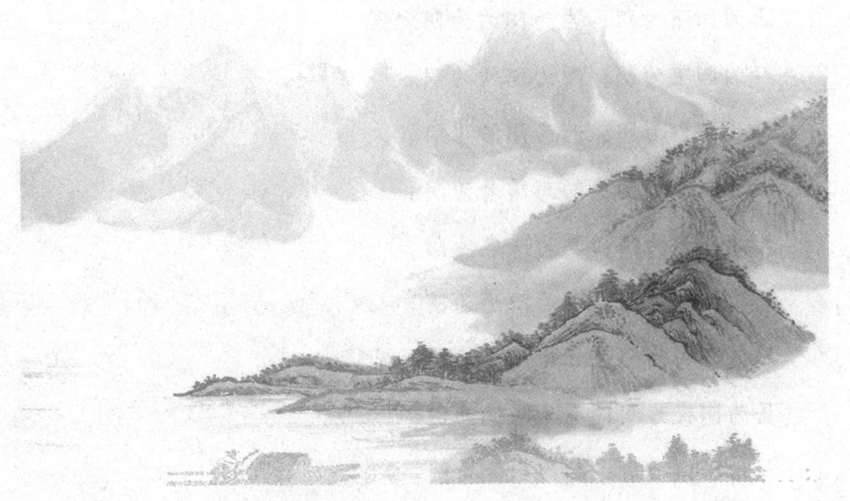

阴阳类象论

阴与阳在中医临床实践中所显的象，是中医运用望、闻、问、切或其他诊法，所寻求的最终目的。《素问·阴阳应象大论》曰："善诊者，察色按脉，先别阴阳。"既然先师嘱我们先别阴阳，我们应该知道何者为阴，何者为阳。阴与阳的认识应以深入学习，并要熟练应用，更要无限扩展其外象，回过头来再用于临证，方可得心应手。才有可能上升到五行取象、辨证及立法处方，再上升到八卦、干支取象等。

常用的阴阳万物类象如下：

无为阳有为阴；用为阳体为阴。

木为阳金为阴；火为阳水为阴。

东为阳西为阴；南为阳北为阴。

动为阳静为阴；快为阳慢为阴。

热为阳冷为阴；气为阳血为阴。

上为阳下为阴；左为阳右为阴。

轻为阳重为阴；硬为阳软为阴。

外为阳内为阴；升为阳降为阴。

新为阳旧为阴；幼为阳老为阴。

春为阳秋为阴；夏为阳冬为阴。

怒为阳悲为阴；喜为阳恐为阴。

绿为阳白为阴；红为阳黑为阴。

昼为阳夜为阴；奇为阳偶为阴。

气为阳味为阴；高为阳低为阴。

肝为阳肺为阴；心为阳肾为阴。

辛为阳酸为阴；咸为阳苦为阴。

以上所写是与中医辨证、立法、处方、用药有一定关系的。但是大家更应注意阴阳的本质。正如先贤黄元御在《四圣心源》中云："水、火、金、木是名四象。四象即阴阳之升降，阴阳即中气之浮沉。分而名之，则曰四象，合而言之，不过阴阳。分而言之，则曰阴阳，合而言之，不过中气所变化耳。"

老子在《道德经》中言："无，名天地之始，有，名万物之母。……此两者同出而异名。"

禅宗三祖僧粲大师在《信心铭》中云"有即是无，无即是有，若不如是必不须守，一即一切，一切即一。"

不知以上三位先师的观点，对同仁的阴阳观有何影响。

通过对阴阳属性，类象的了解，可以得出：人是体阴而用阳的一种状态。人体的五脏与六腑的关系，诸书均认为五脏为阴，六腑为阳。藏象学说是以五脏为中心的整体观念。从体用学说来看对五脏的完整描述应是：五脏体阴而用阳，以应四时之变化。

在《黄帝内经》中多论述阳气的重要性，少谈及阴血的价值。如在《素问·生气通天论》中曰："阳气者，若天与日，失其所，则折寿而不彰。"又曰："凡阴阳之要，阳密乃固。"但阴并非不重要，只是其功能为充养阳气，所以较阳气的功用就差了一层。如《灵枢·本神》言："是故五脏，主藏精者也，不可伤，伤则失守而阴虚，阴虚则无气，无气则死矣。"

五行学说在中医理论中的重要作用

认真读过《黄帝内经》的同道多可看出，此书是以阴阳理论为基础，几乎以五行学说贯穿全书始终，又以大量篇幅论述天干形成的五运，地支形成的六气，及经络气血流注的一部中医著作。其中，五行学说及干支学说是其他医书极少应用的。

读中医界前辈的书籍，感觉五行学说在中医理论中多是口头上承认肤浅地应用，可能因为五行的生克规律，不易掌握，又对天干地支理论没有深入研究的缘故。

先师彭子益将河图理论引入中医理论之后，就明确了《内经》五行应五方的象，即有阴来显阳。《素问》中的“东方生风，风生木，木生酸，酸生肝”等等可以在河图中找到相对应的位置，如此，可以初步提高五行的应用频率，扩大其生克的应用范围。

在中医理论中，阴阳学说是大象，是基础，是不能细致反映人体正常功能及病证特点的。《灵枢·通天论》曰：“天地之间，六合之内，不离于五，人亦应之，非徒一阴一阳而已也。”阴阳学说是中医理论中最基础的指导思想，应该熟练到任何一个事物，任何一种现象，都能用阴阳学说去解释。五行学说是阐述气在不同地区的特点，若不能熟练应用五行学说，也就不能有效地学习《黄帝内经》。如《素问·脏气法时论》曰：“病在肝，愈于夏，夏不愈，甚于秋……”更不能全面应用圆运动理论。正确运用五行学说是描述人体各种现象的一种高效方法，但学习过术数类知识后方知五行学说是承前启后的理论，洛书九宫、八卦、干支等理论所表达的象意，才能最接近人体的各种现象及各种治疗方法的原理。

因为每个五行可以再分为阴阳，即十天干之象，十天干为功能为阳，若发挥作用必要与阴性物质共同作用，才能全面描述整个现象，十二地支之象为阴，主要应用于方位，来承载天干之气，共同反应一个现象的全部过程。

十天干与十二地支因只能阳干配阳支，阴干配阴支，两两相配，共形成六十花甲子，以天干地支来纪元的历法，年、月、日、时，都用干支表示可有数十万种组合，有人统计后认为约五十二万种组合，实际上有些误差，总之是非常庞大的组合。

西汉周易大师焦延寿将六十四卦中的每一卦都推衍为六十四卦，如此共产生四千零九十六卦。

无论是干支纪元，还是卦象推衍，都应了《素问·阴阳离合论》所言："阴阳者，数之可十，推之可百，数之可千，推之可万，万之大不可胜数，然其要一也。"

五行生克的基本规律

从古至今，中医界把更多目光注视在阴阳上，少有学者论述五行学说在中医诊疗上如何运用。我曾读徐子平著《渊海子平》，对五行的论述颇有见地，日久验证确实如此，尤其在老年患者中体现较为明显。

今摘录《渊海子平·五行生克制化各有所喜所害例》，与同道分享，原文如下：

金赖土生，土多金埋。土赖火生，火多土焦。

火赖木生，木多火炽。木赖水生，水多木漂。

水赖金生，金多水浊。金能生水，水多金沉。

水能生木，木盛水缩。木能生火，火多木焚。

火能生土，土多火晦。土能生金，金多土变。

金能克木，木坚金缺。木能克土，土重木折。

土能克水，水多土流。水能克火，火炎水热。

火能克金，金多火熄。金衰遇火，必见销熔。

火弱逢水，必为熄灭。水弱逢土，必为淤塞。

土衰遇木，必遭倾陷。木弱逢金，必为砍折。

强金得水，方挫其锋。强水得木，方泄其势。

强木得火，方化其顽。强火得土，方止其焰。

强土得金，方制其害。

从以上口诀，可以看到五行之生是有度的，五行之克也是有其度的。过生即是克，主克者力小，被克者过于强大，主克者反被伤害。最后五句指出五行之气旺者必要将气传递给所生之五行。正如张景岳在《类经图翼》中云："造化之极，不可无生，亦不可无制，无生则发育无由，无制则亢而为害。"

笔者认为，所谓五行之生，即一种五行之气被其他五行之气影响之后，而表现出自身五行之气较原来有所增加，又体现了自身之功用，而无大量消耗自身的能量传递过程。常见的是一般意义上的五行相生，如金生水。还有弱五行制约旺五行，有时是一种保护之象，包括被弱五行所克，所泄[①]、所耗[②]不要忘记前提是原五行必偏旺方可，克泄耗三者又不可过于弱小，在这里也是有一个度的问题。

所谓五行之克，即一种五行之气被其他五行之气影响之后，自身的五行之气受到明显减少或暂时失去自身五行之气的能量传递过程。多见的是常规意义上的五行之克，如旺水克弱火，还有如《渊海子平》所云土旺金埋，水多金沉等表象为常规意义的生，但其结果是克制了金之气，所以过生为克，泄多为克，耗多为克。

① 所泄：如水生木的过程中，水被木泄。

② 所耗：如水克火的过程中，水被火耗。

八卦原象与类象

《易传·系辞》言："近取诸身；远取诸物，于是始作八卦，以通神明之德，以类万物之情。"我经过多年的学习及运用，感到先哲之言不虚，中医的名词，证候现象，西医的解剖、生理、病理，也在其类比之内，现将八卦原象及相关类象写于此处，供大家参考。

一、乾

阳金，类象为天，深红色、圆形、球形、精华、开放。中气右降的终点，中气左升之种子。代表人体的命门、元阳。右腿、右足、骨骼、头部、面部、大肠，时间为戌亥年、月、日、时。

二、坎

水，体咸味，黑色、湿地，汤，水中之物，雨露，江河湖海，沟渠。引申为智慧，休息，封藏，代表人体肾、膀胱、耳、内分泌系统，生殖系统。时间为子年、月、日、时。

三、艮

阳土、山，用甘味、黄色，原象山丘引申为不动、静止，于人体代表脾、鼻、背、手指、左腿、左足、盲肠、阑尾。时间为丑寅年、月、日、时。

四、震

阳木、雷、大树，体味酸，绿色、兴奋、激动，在人体代表肝、左胁、左上肢、肘关节到左手。时间为卯年、月、日、时。

五、巽

阴木，风，草本植物，细长之物，性温，进退往来，渗透，灵感。在人体代表胆、经络、神经、支气管、左肩。时间为辰、巳年、月、日、时。普通人有巽之象多为神经质；又为仙风道骨，松形鹤骨之象的修行人。

六、离

火，红色、花色、紫色、体味苦、亮丽、阳光，用火是人类独有的技能，所以火引申为文明，“文”字即火字之变象。离卦二爻为阴，上下为阳，所以引申为中空之物，代表人体头部、眼睛、心脏、大脑、小肠。时间为午年、月、日、时。

七、坤

阴土，为地，甘味、黄色、柔顺之象，代表人体肌肉、脂肪、腹部、右肩、胃，时间为未申年、月、日、时。

八、兑

阴金，为泽，白色体辛味，用酸味。潮湿的天气，破损的物象，代表人体的口、舌头、牙齿、咽喉、肺、右肋、右肘关节到右手。时间为酉年、月、日、时。

老子在《道德经》中言：“人法地，地法天，天法道，道法自然。”天地如此重要，天与地在易经中是如何描述的呢？下面我将《周易》开篇的乾、坤二卦摘录如下，应该对同道们有所助益。

乾（一）

乾：元亨，利贞。

用九：见群龙无首吉。

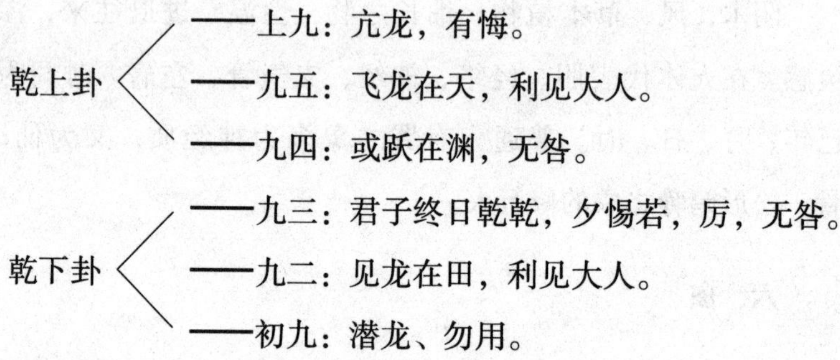

坤（二）

坤：元亨，利牝之贞。君子有攸往，先迷后得主。利西南，得朋。东北丧朋。安贞吉。

用六：利永贞。

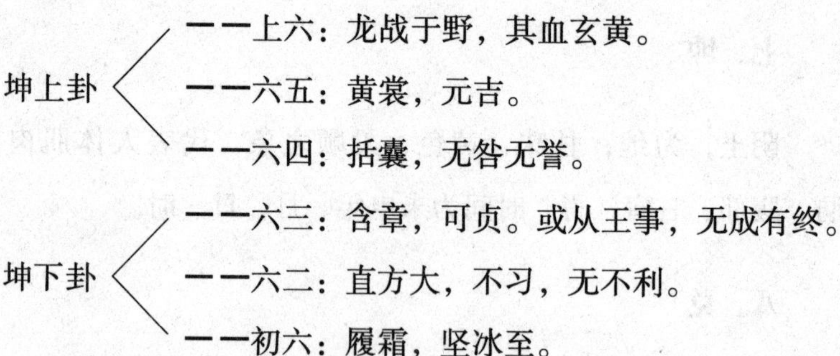

注：有些《周易》无卦象，只有卦爻辞，容易给读者造成错觉，六十四卦每一卦的读法，都从初爻，即初九、初六开始，一直到上九、上六或用九、用六。为“人法地”的体现。

《易经》当中的其他六十二卦，都是由乾、坤二卦发展而来，乾卦当中下卦九二爻辞与上卦九五爻辞，与坤卦下卦六二、上卦六五的爻辞，所表达的象意都是美好的。其他六十二卦多数也是这样。体现了《易经》中给人们的提示，恰如《论语》中所言：

“过犹不及”。后文笔者的中气论、守中用中论、调侯论，都是在讲“中”的重要性。

读《周易》不能固守深究其文字，主要是其象意喻示的意义。朱熹的《周易本义》中有一八卦取象歌：☰乾三连，☷坤六断，☳震仰盂，☶艮覆碗，☲离中虚，☵坎中满，☱兑上缺，☴巽下断。以上的八卦阴阳爻之象也是八卦的基础象，凡是人体器官及疾病性质证候现象有类似卦象爻象特征的，均可以用比类取象的方法来描述、推理，实践证明准确性极高。

八卦之象又是修身、修心的一种象。例如：离中虚☲，离为头，为心为大脑、为眼睛。有修持的人，多修练过离中虚之象。老子《道德经》云：“虚其心，实其腹。”就是暗喻要将大脑中的妄想放下，可以减少中气的消耗，不会出现思伤脾的现象，日久命门之火也减少消耗，故可以实其腹。释家也有类似的观点《金刚经》云：“凡所有相，皆是虚妄。”世人多不知此理，即使知此理，又深信此理者，多也做不到离中虚，所以离中虚、坎中满是修身、修心者的阶段性理想状态。

十天干原象与类象

十天干分别为：甲、乙、丙、丁、戊、己、庚、辛、壬、癸。先贤黄元御和彭子益均用十天干之升降所产生之象来解释医理。我们欲研习圆运动的相关理论，就必须对十天干、十二地支有个全面深入的了解。十天干与十二地支又是时间的表达方式，是时间中医学的基础。所以，我将十天干原象及类象写于此篇。

一、甲

阳木，居十天干之首，引申为人体头部之象。原象为有参天之势的大树，有不断向上生长之象。

二、乙

阴木，原象为小草，花卉，中草药的总体象意。质偏软，弯曲之象。脏腑为肝、胰之象。在药为藤类药之象。

三、丙

阳火，原象为太阳光，烈火，引申为急躁之意，君火之象，心阳，眼睛也用丙火来代表。

四、丁

阴火，原象为星星，月亮之光、灯烛之光。在人体为相火之象意。

五、戊

阳土，原象为山岗高原之土，厚重之象。在人体为胃之象。

六、己

阴土，原象为田圆之土，湿润。在人体为脾之象。形容“我”，古人组词为自己。可见脾为后天之本及土的重要性。

七、庚

阳金，原象为含金属的矿石。在人体为骨、大肠之象。中药类象：磁石。

八、辛

阴金，原象为珍珠或玉石等精制易碎之物。在人体为肺金之象。中药类象：石膏、珍珠。

九、壬

阳水，原象为江河湖海等波涛汹涌之水，因其海纳百川，引申为智慧的象征，胸襟宽广，志向远大。人体类象为大脑中管理思维的区域，膀胱。中药类象：地黄、玄参。

十、癸

阴水，原象为雨露之水，涓涓细流，多是未见阳光的隐藏之水。人体类象：脚，肾。中药类象：女贞子。

临证时运用天干取象，应以其相关的地支或宫位为参照，因为一物一太极，一物一阴阳，一物一乾坤，孤阴不生，独阳不长。所以我不仿黄元御、彭子益单用天干取象来说明医理。地支因其内有遁藏的天干，其象意较天干丰富得多，一般来讲，用地支阐释医理多接近脏腑之象，而天干更适合描述气机的升降，但复杂之象需上升到时间中医学，用天干地支互相作用之象，来说明病象。

十二地支原象与类象

十二地支分别为子、丑、寅、卯、辰、巳、午、未、申、酉、戌、亥。十二地支在《黄帝内经》和《伤寒论》中均有用其解释相关理论的章节。因都未作解释，现浅释如下。

一、子

阳水，原象为流动之水，人体类象为肾、膀胱、脚趾，又为血液等其他津液，为十二地支之首，左升之初。时间为大雪到小寒，每日时间约为晚 11 点到凌晨 1 点。

二、丑

阴土，原象为寒土、湿土、泥泞之地，是收藏五行中金的仓库。人体类象为脾、子宫、无力的肌肉、肿块。时间为小寒到立春，每日时间约为凌晨 1 点到 3 点。

三、寅

阳木，原象与类象可参考甲木之象。时间为立春至惊蛰。每天的寅时约为凌晨 3 点到 5 点，是阳气升发最明显的时间，经络不通者或阴不制阳者，或邪盛正偏虚者，多在此时有病象出现如咳嗽，腹泻，遗精等。正常人多在半睡半醒之间体会到阳气的升发。

四、卯

阴木，原象与类象与天干乙木大致相同。时间为惊蛰至清明，每日时间约为5点至7点。

五、辰

湿土，阳中之阴土。原象为水库、泥潭、湖泊、水井，又为医药之象，人体为内分泌系统的一部分，也是脂肪的象意。时间为清明至立夏，每日7至9点。

六、巳

阴火，原象为不稳定的，燃烧不充分之火。在人体类象为神经、小肠、经络、妄想。时间为立夏至芒种，每日约上午9点到11点。

七、午

阳火，为十二地支之阳极，迅速之象，却又物极必返，右降之初，午时一阴生。在人体类象为心脏、眼睛、舌头。时间为芒种至小暑，日中之时（约每日11点到下午1点）。

八、未

阳位中的燥土，胃之象，是五行木的仓库，又是酥饼，饼干等无水分食物的类象。时间为小暑至立秋，每日约下午1点到3点。

九、申

阳金，原象为铁器之象，又是传递之意。在人体为右肩胛骨。时间为立秋至白露，每日时间约下午3点到5点。

十、酉

阴金，原象可参考辛金之意，又为日落之象，阳气向阴的转化最明显之时，有病人的象意。类象为人体的肺、肋骨。时间为白露至寒露，每日时间约为下午 5 点到 7 点。

十一、戌

燥土，阴中之阳土，是天干丙火，戊土的仓库。收纳了一日之阳气或一身之阳气，在人体为命门、肌肉、右腿。时间为寒露到立冬，每日时间约为晚 7 点到 9 点。

十二、亥

阴水，原象为少流动的水，有水草的池溏，在人体类象为肾，内分泌系统，大脑的各种思维形式。时间为立冬至大雪，每日时间约为晚 9 点到 11 点。

以地支代表每日的时间，有人认为应该灵活看待。以日初卯时，日中午时、日落酉时为时辰的定位，笔者认为此说有其可取之处，所以上述地支代表时辰之时用了个“约”字。如此则夏季从卯时到酉时的时间就长，冬季卯时到酉时的时间就短。《易经》思想告诉我们应注视大象和变易思想。望善于此道者多加验证。

十二地支在九宫中的定位及遁藏天干

十天干在九宫中的定位在术数界尚有分歧，固略之。十二地支在九宫中的定位，我遵照清代冯道立著《周易三极图贯》中的描述，绘制了十二地支的九宫定位图（图8）。图8中子水居坎宫正北方；丑土、寅木居艮宫东北方；卯木居震宫正东方；辰土、巳火居巽木东南方；午火居离宫正南方；未土、申金居坤宫西南方；酉金居兑宫正西方；戌土、亥水居乾宫西北方。

此地支的九宫定位应如前文，以变易思想看待，当春天与秋天到来之时，用现行以小时为单位的方法，各地支之间差别较小，夏天与冬天，或在中国黑龙江省会以东的地区、及新疆等西北地区均不用北京时间，以日出卯时、日中午时、日落酉时来确定地支时辰。十二地支遁藏天干，在医理及临证的比类取象中有很大用途。徐子平所著的《渊海子平》中有一地支藏遁歌，原文写到：子宫癸水在其中；丑癸辛金己土同；寅宫甲木兼丙戊；卯宫乙木独相逢；辰藏乙戊三分癸；巳中庚金丙戊丛；午宫丁火并己土；未宫乙己丁共宗；申位庚金壬水戊；酉宫辛金独丰隆；戌宫辛金及丁戊；亥藏壬甲是真踪。

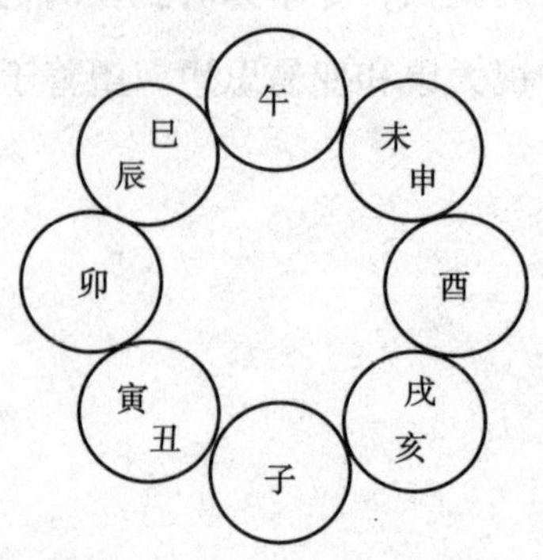

图8　十二地支的九宫定位图

以戊土为例，所藏天干中主气为戊土，辛金与丁火是中余气。

十二地支中、子、午、卯、酉是四正，除午中藏丁火，已土两个天干外，余者均只藏一个天干。寅、申、巳、亥被称为四长生。辰、戌、丑、未被称为四库。

正，为纯正无杂之意。长生，相当于种子的萌芽阶段。库，是收藏之象，内含丰富之象。

《伤寒论》中的六经欲解时，用的是真正的当地时间，绝不可用“北京时间”即目前大众应用的钟表上的时间。只可将“北京时间”做为参照来估计当地时间，也可到互联网上查找真太阳时。此真太阳时又需参照季节来最终确定真正的当地时间。

由于，地球绕太阳转动的轨迹是椭圆的，地球的自转又是不均匀的，所以每天并不都是 24 小时，故有真太阳时这个概念的出现。

中药入药部位与人体脏腑应九宫

中药的入药部位相同者，多有一定规律可寻。如花类药多主升发，种子类药多主沉降，藤类药多可通经络，以八卦之象推理可得图9。

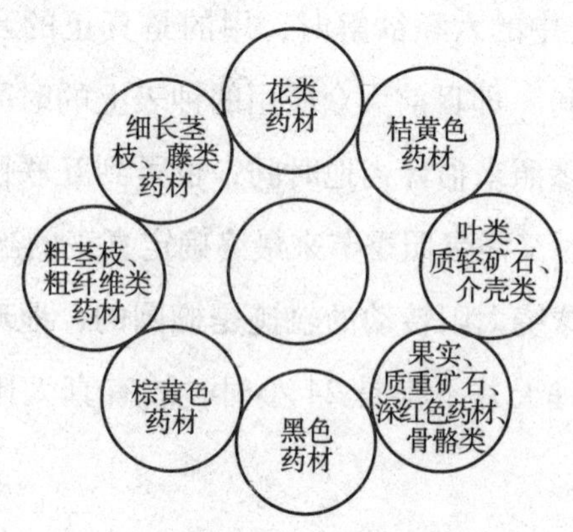

图9　中药入药部位应九宫八卦图

在九宫八卦图中：乾对应果实、质重矿石，骨骼类、深红色药材；

坎对应以根入药的黑色植物药材；

艮对应以根入药的棕黄色植物药材；

震对应粗茎枝、粗纤维类药材；

巽对应细长茎枝、藤类药材；

离对应花类药材；

坤对应桔黄色药材；

兑对应叶类、质轻矿石、介壳类药材。

曾闻研习黄元御学术思想的同仁有以下疑问：圆运动中肝升

肺降，具体到每个脏腑升降之能如何？

在九宫圆运动理论中各脏腑主要功能定位如图 10。

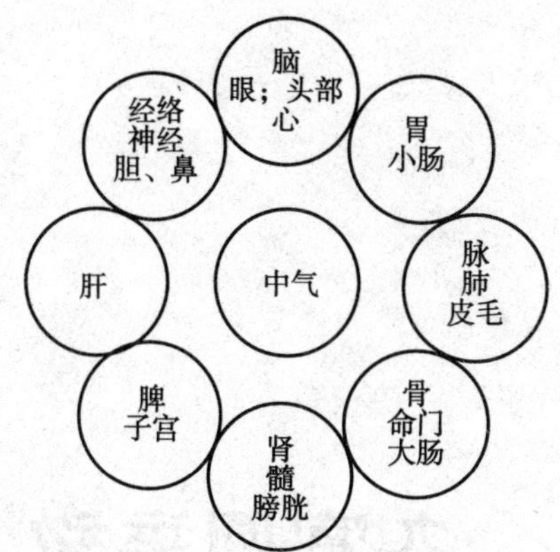

注：此图是本书中实用性最强的一个图式。

图 10　人体脏腑应九宫八卦图

九宫八卦图中：乾对应骨、命门、大肠；

坎对应肾、髓、膀胱；

艮对应脾、子宫；

震对应肝；

巽对应经络、神经、胆、鼻；

离对应脑、眼、头部、心；

坤对应胃、小肠；

兑对应脉、肺、皮毛；

中央对应中气。

以上二图式以洛书九宫为体，以后天八卦及干支之象为用，可将大部分雷同又有别之物归类，便于同仁应用。如果读者对本图定位之理不明，应详读本书九宫圆运动古中医体系基础知识八卦原象与类象。

九宫圆运动
古中医体系的核心理论

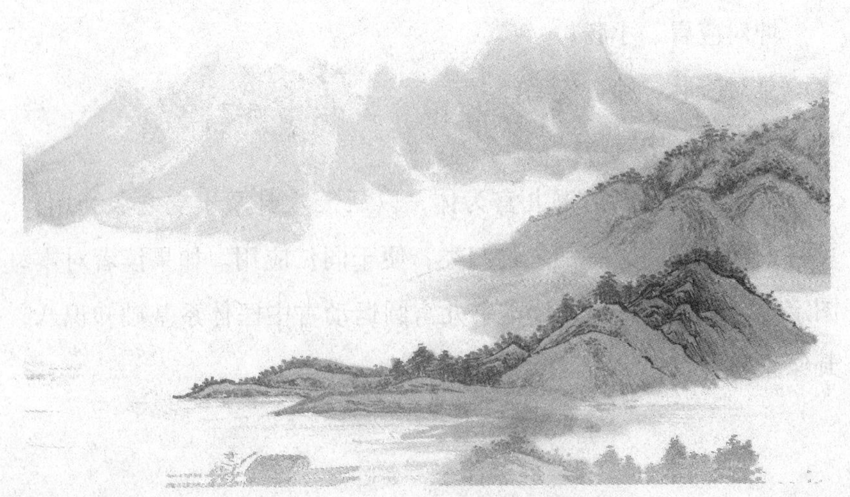

中气论

历代中医多将脾胃之气统称为中气，如先师彭子益在《圆运动的古中医学·原理下篇》言："人身中部之气名曰'中气'，脾胃主之。"我认为不仅是脾胃居中焦，由中焦所生之气叫中气这么简单。中医学所用名词多侧重阐述其性质、功用、轻视阴质、部位，中气也不例外。中气性质中和，不燥不湿，能散能敛，可升可降，随其所入脏腑不同，当燥之时显其燥性，当润之时显其湿性。中气之性正应《道德经》中所言："无为而无不为。"

中气的中和之性好似中药人参。《本经》云："补五脏。"补五脏即人参中必有五行之气，以补五脏之虚，若没有强大的中土之气，则其他四种五行必互相克制，最终只能有两种五行之气胜出。人参若不是通过补中气，怎能补五脏。

中气的中庸之性，是水火二气混沌未分的状态，火有君火、相火、命门火、龙雷火之别。君火为丙火，居离宫，相火为丁火居坤宫，君火及胃中水谷之精气被兑（肺）金之气降入乾宫，以养乾中戍之命门火。

先师郑钦安在《医理真传》中言："君火，凡火也；相火，真火也。凡火即心，真火即肾中之阳……二火虽分，其实一气……顾二火不可分，而二火亦不胜合，所以一往一来，化生中气，遂分二气为三气也。如中宫不得二火之往来熏蒸，即不能腐熟谷水，则完谷不化痰湿，痞满诸症作矣。"郑氏所言虽与我论在相火上有别，但不妨碍对中气的认识。中气五行属土，此土非燥土之气，非湿土之气，虽有温升之性，但不燥热，虽有滋润脏腑之能，但不湿滑；虽有土之本气，但不克肾水。

中气之土性内含金、水、木、火之性，故有“土为杂气”、“土生万物”之说。先天元气为后天中气之根，后天中气为营气之根，营气为卫气之根。

在九宫圆运动理论中，中宫之气欲发挥作用，则寄于坤宫，坤为胃，中气主要以胃气之性质起作用。《素问·平人气象论》曰：“平人之常气禀于胃，胃者平人之常气也，人无胃气曰逆，逆者死。”《素问·玉机真脏论》曰：“五脏者，皆禀气于胃，胃者五脏之本也。”在术数理论中十天干的己土应寄于坤宫起用，九星中的天禽星属土，若起用仍寄宫于坤宫。此为九宫圆运动理论的来源，却与《素问》之意不谋而合。两种理论均提示我们：脾与胃均属土，然脾居艮宫，艮为山之象，胃为坤土，坤为地之象，《道德经》云：“人法地”，故脾与胃两者，稍重于胃土之气。

中气左升之显象见于艮宫丑土与寅木的共同作用。丑土为脾土之象，丑中遁藏天干己土、癸水、辛金，为湿土，为十二地支中最后一个阴气盛的地支，是阴阳交接之地，故脾为阴中之至阴①。然而重阴必阳，极阴的丑土之后，就有一个性如猛虎般的阳气，成为有明显左升之象的地支即寅木，在月为从立春开始后的一个月。寅木中遁藏天干甲木、丙火、戊土，性微温、微燥，靠丑土中的水湿之气，土气为能量来源。故正常人为脾土本湿，喜少许燥气来调和湿气，不然水湿之气太过，则水往低处流，而失去左升之职能。土生万物是因土中必含有适量的水分。不知大家是否注意过，在野外地势高的土中所居住的昆虫，明显少于地势低洼、潮湿之地，而且地势高的土中动物多不能飞行，而是向

① 至阴：笔者认为至在此之意为最、极。

下挖洞居住，如蚂蚁。地势低的土中如有泥泞之处其动物多有翅膀，欲向高处飞，应人体中气左升之象。一旦右降之燥气不足或饮水过量或命门火衰不能化胃中之水湿，日久必水气下行而生脾湿，脾湿明显之时，丑土变成水之象，水象蛰藏，不生万物，中气左升失职。此时多用淡味利湿，再加病因辨证之药，外部因素以问诊为主，如饮水，喝啤酒及其他饮料总量的多少，居住、工作之地是否多雾、潮湿等外湿。内部因素以望舌，切脉分析是胃、肺、肾等何处异常。故淡味利湿的茯苓为脾之所喜，而非脾土的同气之药。

中气右降之显象见于坤宫中未土与申金的共同作用。未土中遁藏天干己土、丁火、乙木。未土是天干甲木的仓库之象。甲木主生，主升发，高大之象的甲木入库为木气收敛，已无生发之气，化为弱小的乙木。未中丁火禀午火燥热之气，故未土以燥气为主要特点，未土应胃土，本燥，喜少许水湿之气滋润。当午火过旺之时，未土中丁火之气强盛，未土可成火之象，火性炎上，不能右降，其人必饮水自救。本喜少许水气之未土如遇大量的水气，则燥气大减，甚至未土由燥土转变成湿土。故临证中胃中有饮邪者右降功能失常，日久肺金失养，少气乏力，年老之人甚至出现水饮凌心射肺之象。治疗法则以利水扶阳益气为主，辛燥之芳香化湿药或半夏等药多以小剂量应用，若过量则本来已虚之肺更加虚弱，肺就不能有效主管阳气。由此理推而广之，九宫中任何一宫有病象，用药虽以病宫为治疗目标，却不可过用病宫所喜之药，否则伤害他宫，圆运动不圆终伤自己之宫。此与人际关系如出一辙。

胃土不燥则右降的第一步失职，第二步是立秋之月，申金当令，申金禀未土之燥，金又为沉降之性，为甲木绝地，与未土共同完成万物之“化”的职能，是充实自身之象，是养生之象，又是传递之象。

以上论述了九宫圆运动理论的中气观，下面简要论述一下中气的虚实之象。

常人汗后、大小便后、呕吐之后、云雨之后，中气随津而泻，此时不可触冒风寒湿及其他化学芳香气味。

中气虚常表现为气短，乏力，声音微弱，干涩难出，耳中鼓膜内陷，双目不敢与人汇视，反应能力较慢，容易饥饿，怕寒风，饭后困倦，消化不良，小便后小腹空虚感明显甚至小便后四肢发麻如触电之感，常易患感冒、鼻炎、腹泻，普通致病菌引起的男科、妇科疾病等。

中气所参与的本虚标实证，常见有气郁、痰湿、伤食等证。

在本篇之末，笔者再重申一下中气升降的两个关键环节，即脾本有适度之水气，又需少许温燥之气，则左路初升；胃中本有适度之火气，还需少许水湿之气，则右路始降。故脾喜燥恶湿、胃喜润恶燥，所喜之药，勿过用之，过用则失其本性。

守中用中论

守中用中一词，来源于咏春拳[①]，后又作为截拳道[②]的重要指导思想。在《素问·脉要精微论》中有言，曰："五脏者，中之守也。中盛脏满，气胜伤恐者，声如从室中言，是中气之湿也……得守者生，失守者死。"由此可见，中医与武术在原理上，有时是可以互通的，均承认守中的重要性。

守中用中在九宫圆运动理论中的意义为：巩固及守卫中焦、中宫之气，用中气左升右降之能祛病健身。运用中药五行之气，对治疾病之偏性时，最终结果不要超越中庸之度。

我在临证中逐渐体会到，守中用中之理在如今中医内伤杂病的治疗过程中应用频率最高。因为现今找中医诊治的患者，多是久治无效的患者，此类患者的日常生活多是不守中的状态。

第一种不守中：部分患者因病痛的折磨多喜欢看养生保健类书籍或电视节目，其中最易误导人们的就是每天喝八杯水这一说法。此说法对以肉食为主的白种人（属金）或黑人（属水）或其他干旱燥热之地区（如近几年的云南）的人可能还有些价值，但对多数黄种人来说，此理论多不适用。因为白与黑色人种在外表之五行属阴，其内部必有一属阳的木火之气与其相对应，形成一种对立统一关系，外之阴越强，内之阳就越强。黄种人属土，为中，中庸思想是儒家提出的，守中一词由道家代表人物老子明确

---

① 咏春拳：中国武术中南拳的一个支派。

② 截拳道：由李小龙创立的集咏春拳、泰拳、柔术等世界著名搏击术优点于一体的武术，吸纳中国的道家思想作为其引武入哲的基础理论。

提出。由此不难看出中国的自然环境下生活的黄种人，从骨子里就有“中”的思想。饮水量一旦超过胃中之燥气，则水多土流，中气升降失常，诸症并作。经常出现便溏，大小便次数增多，尤其是夜尿频多；男性阴囊潮湿，女性白带增多。严重者出现左路不升的相关症状。每天要喝八杯水理论的传播者，他们不懂三因制宜是何道理，只知喝水可以排毒养颜等好处。若在沙漠周围生活的居民每日要喝更多的水来维持其正常的生理功能。用中医比类取象的思维，则喝水的作用一是为了降左升过亢之阳；二是助血载气。目的均是使体内之阴阳协调，每个人体内阳气均是不等量的，也就没有喝等量水的必要。

第二种不守中：现今许多女性因为满足口福的需要，或因美容养颜、给皮肤补充水及维生素的需要，或是不爱做饭的原因，食用大量水果，在水果中寒性水果往往口感好于温性水果，故食寒性水果者居多，导致脾胃受寒湿之邪，引起消化系统症状，有些中气稍旺者，将寒湿之气推到骨骼、肢体等处，引起骨质增生等病。

第三种不守中：男性也有类似情况，如初患寒湿腰痛，自以为是肾虚腰痛，自服六味地黄丸或枸杞子为主的药酒，结果更加重了寒湿之气，导致中气大伤，腰痛加重，还不知是何道理。

第四种不守中：老年患者患火不归元证，用肉桂 3～5 克（不后下），火不归元虽有好转，但多数人出现气短现象，此现象是因为肉桂引火下行之力强过其他右降诸药，老年人中气必虚，将上焦、中焦之气同时引入下焦，导致肺失濡养，肺不主气之故。

其他常见的不守中：还有医家治疗风寒痹证，只知开表散邪，不知后期应当固表；见遗尿、滑泻者，只知收涩，不知何证可开表；见到腹胀拒按就用大剂量攻下之药或大柴胡汤之类，虽有效一时，继续服之腹胀更甚；遇到各种感染一律认为是热证，从不考虑是经络郁闭的真寒假热证，就处以大剂量寒凉之药，有显效者，有不效者，后者多引起伤中败胃之象。

上述诸言，均是不顾中宫之气或不知用药中庸之度的作法。临证中内服药无论各家理论或经验方，能有效的前提之一就是中气之升降能达到其病灶，中气太虚者，无论用何种引经药也是乏效。我们医者无论是用汗、吐、下、和，还是温、清、消、补，都是中气所能承受的范围之内，如《伤寒论》中用桂枝汤发汗需啜热稀粥一升余。中气虚者单服麻黄汤在东北的冬季多发不出汗来，喝热粥之后方可出汗。所以临证应活用诸法，不可固执，前提是必明其理。

关于中的重要性，郑钦安在《医理真传·五行说》中言："然五行之要在中土，火无土不潜藏，木无土不植立，金无土不化生，水无土不停蓄，故曰土为万物之母，后天之四象咸赖焉。不独后天之四象赖之，而先天立极之二气实赖之也，故经云'无先天而后天不立，无后天而先天亦不生。'"

关于守中用中在治则中的体现，如《素问·至真要大论》曰："高者抑之，下者举之，有余折之，不足补之。"又曰："寒者热之，热者寒之，微者逆之，甚者从之。"二者均是使病象趋于中之意，中者，无对应之五行，故为无疾之人，此为病愈之象。

我们处方用药应处处照顾中气，以中焦为圆心，治上不忘下，治下要顾上，治左要思右，治右要养左。正应了老子在《道德经》中所言："多言数穷，不如守中。"

调候论

人类的生活环境及所食之物，不可过寒、过暖、过燥、过湿，应该择中而居，择中而食。如东北地区及大部分北方地区冬季在农村必用火炕取暖；四川及南方潮湿地区在饮食中多加入大量辣椒、花椒等辛燥之品来赶走寒湿之气。此类现象正应了宋代易学家京图所著的《滴天髓》中的一段话："天道有寒暖，发育万物，人道行之，不可过也。地道有燥湿，生成品汇，人道得之，不可偏也。"

无论是生活环境还是饮食之物，长时间接触过寒、过热之物，就会产生疾病。将寒象热象向相反方向调整的过程，称为调候。此为第一种调候。

第二种调候是中气论谈到的脾禀湿气，喜燥气来调候，胃禀燥气，喜湿气调候。

第三种调候是时间中医学中的调候。

许多出生在冬季或夏季的人，一生中所发生之病，几乎都是一种五行之气所导致，出生在冬季者常患寒证，出生在夏季者常患热证。此只是对不明时间中医学所说的概括之言，若想明了一个人的五行禀赋是否有调候之气的参与，需学好时间中医学。

需要注意的是，在调候病象之时，应该中病即止，用药剂量不宜太大。调候是有度的，这个度就是中庸之度，超过了这个度，新的疾病随之而生。调候之物为寒、热、燥、湿，非火之性，即水之性。大量应用显现阴阳极端之象的药，容易导致中气升降失常，为各种疾病的产生创造了先决条件。

我在临证中发现，有相当多的患者是因自我调候过度而引起的疾病。

口渴日久者，多有舌体胖大，食欲减退。虽有胃中灼热的感觉，但全身多现虚寒证。如后背怕冷，腰膝冷痛等。此类患者无论是什么原因导致口渴欲饮，饮则过量，寒湿内生，中伤脾阳，下伤肾阳，寒湿之气入乾宫，逼迫命门之火上逆，客于胃中，又加重了口渴，若不将整体观念熟记于心，又不知九宫之气的顺逆传递，必将火不归元证兼寒湿证辨成寒热错杂证。我治此类患者，先以附子理中浓缩丸，温阳祛湿，当出现腹泻、嗜睡等症状后，一般都不想喝水了，再以十全大补丸等可以完成整个圆运动的方药治疗，多取效。

在我初学中医之时常感到，平常人的生活习惯与《内经》中的观点多是相反的。比如人们在夏季常吃大量水果，其中多为寒性水果；在冬季多喜好温热的环境及饮食。但在《素问·四气通神大论》中确说："圣人春夏养阳，秋冬养阴，以从其根，故与万物沉浮于生长之门。逆其根，则代其本，坏其真矣。"笔者认为《内经》此言是养生的纲领，其意不可违背。告诉我们大道应合乎自然。可能有人会反问："寒性的水果如甜瓜、西瓜等都在夏天成熟，炎热的天气，吃自然成熟的水果降温，不也是道法自然吗?"究竟谁的观点更有道理?

用九宫圆运动理论解释《内经》的观点，春夏养阳气之左升，秋冬养阳气的右降，不可逆其道而行。但在夏季吃少量寒性水果也是有一定好处的，这就是调候之理。因为在夏季离宫午火当令而旺，必会影响坤宫未土燥气偏盛，此时吃少许寒性水果可以使炎上之火有效右降，加快圆运动的速度。世人不知调候之度而多贪一时之快。

在中医界水火之象分明的几个派，有相当多的论点，是在调候的层次上立法、处方。一旦有天时、居住地区的变化或久服偏性明显之药产生新的症状等变化时，就应从新的角度立法、处方。在饮食上也有类似的情况。

我出生在辽宁省昌图县，归铁岭市管辖，属于内陆地区，气候干燥，在故乡之时我一般不吃馒头，喜吃大米。大学毕业后我来到了大连市，南面是黄海，西方与西北方是渤海，气候湿润，居住一周左右的时间，当见到卖馒头的店铺，就有一种从前没有过的食欲，买了几个，在不喝汤的状态下也能吃的很香。后来，我总结为是海洋性气候即外湿，引起了自身的内湿，自然想用偏燥的食物来调候，以达到守中的状态。

2013 年 3 月至 4 月，我旅居云南省。在昆明市生活了一个月，在大理市生活了一周余。以九宫方位而论云南属坤宫，而辽宁属艮宫，两地的气候多是相反的。使我再次感受到地区差异对人体的重要影响。我到达昆明后就觉得口腔、咽喉甚至胃中时有灼热感，最初考虑是饮食的问题，后被排除。此时的昆明经历了连续 4 年的干旱，我领悟到古人言天人相应之理，天气干燥，人体就干燥，导致饮水量逐渐增多。回到大连的一个月内，仍能感到体内的燥热之气，但比在昆明时少了许多。

通过我旅居后的感受与自身变化，可以推理出一种治病的方法，即当人体受风、寒、暑、湿、燥、火等外邪致病，又久治难愈之时，最好的治疗方法就是择地而居，一般规律是以九宫理论定位自身所处之宫位，到对宫选择一个适合的城镇居住，当然这样做的人必是一个能放下各种利益的人，放下利益择佳地居住不但能让身健康，也会让人的心理更健康。

五味体用论与对宫原理

我们先看一道选择题，在中医综合学科的笔试问卷中，即分不清考的是《中医基础理论》、《中药学》还是《黄帝内经》的前提下，问：

酸味的五行属于下列何项？

A木　B火　C土　D金　E水

一般来说，现代的中医，尤其是没有临床实践经验刚毕业的大学生多会选择木，应该对此题没有什么疑问。临证多年的中医，尤其是学习过圆运动理论、《辅行诀》及深入研究过《素问·至真要大论》、《素问·阴阳应象大论》的同仁，对此题的提问方式应该有些困惑。会在选择木与金之间反复思考。甚至有同仁在网上发帖，对类似问题征求答案。

选择木的理论依据是《素问·金匮真言论》曰："东方青色，入通于肝，开窍于目，藏精于肝，其发病惊骇，其味酸，其类草木。"

用过酸味中药如五味子、山茱萸、乌梅的中医均知酸味药多为收敛，无论如何也难以和木的特点——为春、为东、为升、为阳联系起来。

选择金的理论依据是《素问·阴阳应象大论》言："气味辛甘发散为阳，酸苦涌泄为阴。"《素问·脏气法时论》曰："辛散，酸收，甘缓苦坚，咸软。"属阴、收敛属于五行中金之象。《素问·至真要大论》曰："金位之主，其泻以辛，其补以酸。"此语明显告诉后学补金气用酸味，依照同气相求之理补金的酸味，就是属金的五行。

此题如在考《中医基础理论》的试卷中出现一定是选择木。因为《中医基础理论》讲的内容较浅。《中药学》一般不考五行理论，但决不等于《中药学》中的五味不能分为五行，酸味之用的五行就是金之象。若考《内经》就会有上述两难的决择。

一道简单的选择题，深入研究之后就成为学术讨论的问题了。由此则引出本篇所讨论的主题——五味对应五脏的体用关系，即五味体用论。

五味体用思想是南北朝时期的道医陶弘景在《辅行诀五脏用药法要》中提出的，其汤液经法图阐述了五行与五味的体用关系。书中又言："味辛皆属木，桂为之主……；味咸皆属火，旋覆花为之主……；味甘皆属土，人参为之主……；味酸皆属金，五味为之主……；味苦皆属水，地黄为之主……"此言是中医理论中首次明确五味应五行在中药上的具体运用。

在《内经》中也有类似的论述，但不如《辅行诀》谈的直白。如：《素问·至真要大论》曰："木位之主，其泻以酸，其补以辛。火位之主，其泻以甘，其补以咸。土位之主，其泻以苦，其补以甘。金位之主，其泻以辛，其补以酸。水位之主，其泻以咸，其补以苦。"由此可见，《内经》的作者不但懂得中药性味的五行，而且懂得中药五味的体用关系。

谈到五味体用关系，就会引出对立统一规律及九宫中的对宫原理。

对立统一规律完全可以用九宫理论诠释。对立者，就是两个对宫五行之气。

对宫指后天八卦图八宫卦对应之象。即乾巽互为对宫；坎离互为对宫；艮坤互为对宫；震兑互为对宫。对宫五行之气互相作用后，都是趋向于中。中即和平、统一之意。故一物必有阴的一面与阳的一面，也是其量的差异，导致了万物之别。

《辅行诀》汤液经法图有几个不同的版本，让后学难以抉择。我常用《素问·至真要大论》中关于五味补泻五脏的观点。将此论推衍五脏的体用关系则为：肝体酸用辛，心体苦用咸，肺体辛用酸，肾体咸用苦，脾居中央，本来不可分体用，以甘味统之，但《素问·脏气法时论》曰："脾欲缓，……用苦泻之，甘补之。"故脾以苦为体，甘为用。此为脾起用后居艮宫之象意。

中药四气应河图，五味体用应九宫

我初读《圆运动的古中医学》之后，便产生了欲将多年所学的九宫八卦与干支理论，来指导中医临证的想法，并逐渐应用及验证。后又有幸读了《开启中医之门》，见李阳波老师用河图模式诠释中医理论及方剂，便于后学理解五行之意，同时也感到自己的中医道路上，有诸多前辈为我等后学指引方向、扫清障碍，心中感激之情难以用语言及文字来表达。

后来又偶闻《辅行诀》之理，深感体用学说与圆运动之间的密切关系；对易经相关理论的理解及取象角度的不同，故与李阳波老师的观点在细节上有较大不同，但大象的思路还是一致的。现将我所领悟的河图对应中药四气、九宫对应五味体用的关系与同道分享。

图 12 温性中药对应东方木，热性中药对应南方火，凉性中药对应西方金，寒性中药对应北方水，平性中药对应中央土。

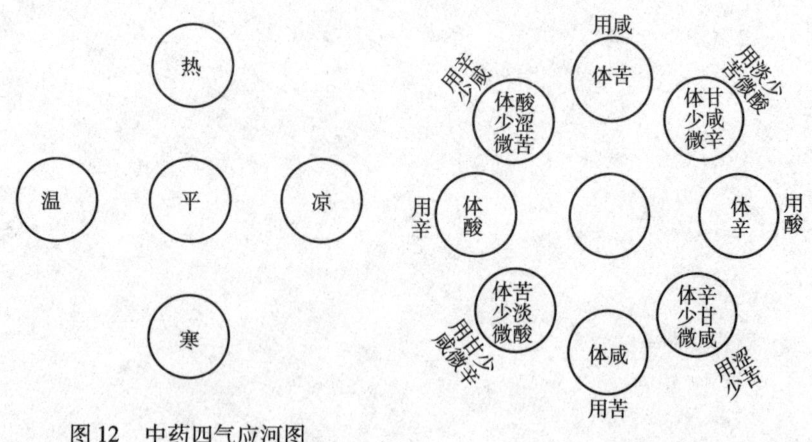

图 12　中药四气应河图

图 13　五味体用应九宫

用九宫中的对宫原理解释五味体用应九宫图（图13）即辛味本是震宫肝木之用，主升发，却喜入对方兑宫成为肺金之体，防止肺金降敛太过。咸味本是离宫心火之用，是生之本，神之变，却喜入对方坎宫成为肾水之体，防止肾水过于寒凉。酸味本是兑宫肺金之用，却喜入对方震宫，是气之本，发挥其收敛固摄之力防止肝木升散太过。苦味本是坎宫肾水之用，主蛰藏，却喜入对方离宫成为心火之体，防止心火过于炎热。甘味是艮宫脾之用；却喜入对方坤宫成为坤土之体。艮宫脾土之体苦，来源于坎宫之用，此为后文卦气传递思想的体现。

下面我以实例来诠释五味体用应九宫图的用法。

名医张锡纯悟到用大剂量山茱萸可治疗脱证，若用九宫图来阐述其作用机理则是山茱萸的酸味先使右侧中部的兑宫酸之用的力量增强，导致对宫肝木左升的功能大减，即金旺克木，此现象使阳气主要储藏在乾、坎、艮三宫，其中的先天命门火和后天之本脾土中的阳气得到补充，阳气不能从上窍而脱，从而达到治疗脱证的目的。

五味体用关系对应五脏补泻之理，若不明，无论在养生角度，还是在临证的角度运用中药，都会有困惑，甚至是失误。经常听到有些中医在讲座中说到诸如“春季以酸来补肝”，这些误导患者的言论。

五脏亏虚与五味体用论

五脏之虚，虽然各有其阴虚、阳虚，但从五脏本身的角度考虑用药的最终目的是使其功用基本恢复正常，《内经》中讲五味入五脏为入其体，体之五味与五脏之用的五味是对立统一的关系，是阴与阳互相制约、互相吸引、互相协助的关系。体以用显现其功能，用以体显现其状态。

我在临证当中总结了五脏之虚的起因，常见的有如下几种：

一是如《素问·经脉别论》中所讲的“生病起于过用”。此类在用药时，直补其用，兼补中气。佐以补此五脏五行之母或以后文卦气传递相关方法补之，可少用补体之药。

二是先天禀赋不足导致的五脏虚。此为体用均虚，以时间中医学才能断定是否为先天禀赋不足。用药时应考虑天时、地利体用均补。但也只能较未治之前有所好转，不能根治。

三是外感六淫或七情内伤、过劳，饮食不能适合自身之需要，春夏伤阳，秋冬伤阴，日久则病，尤其是外感六淫经年不愈者，必伴有中气及五脏之虚损。

四是因经络的病变，导致五脏虚。经络的病变除六淫的因素外，瘀血、痰饮也常致经络异常。

常用的著名补虚方剂如十全大补汤等，多是几脏同调，或以木性之辛味代替火性之咸味或以甘寒之药代替苦味药，虽有效，但不持久，若真是一脏虚，最终取得高效之方剂必会涉及五味体用论。

应该注意的是无论是哪种原因导致五脏虚，都要诊察中气是否正常，因为中药多有偏性，中气失常的五脏虚者，单纯以五味体用应九宫之理治疗，治一脏虚损，必坏另一脏。

更应该注意的是五脏亏虚有明显的季节性与地区差异。季节与地区的特点均可转化成五行象，如夏季火旺，火旺必克肺金，故夏季肺虚气短者多见；南方多为火旺之地，南方人多较东北人性格温和，实为肺金与肝木亏虚之故，肺金虚则肃杀之性不明显。旺火又可盗泄肝木之气，左升之力不足。东北属艮宫，内有寅木，木为曲直，无旺火泄木，又有漫长的冬季，冬为金水之气，故东北人性格直率，实为金水木连环相生，肝木旺，左升太过之故。

卦气传递论

易学界及其衍生的术数界多用后天八卦方位与先天八卦数来对应万物之象。观后天八卦图，乾金居西北，先天卦数一，故习易者描述后天八卦图时，其宫位的读写顺序多按乾、坎、艮、震、巽、离、坤、兑的次序描述。这一读法，妙合了后天八卦的圆运动。

乾由金之气衍变成坎水之气，是金水顺势而生。后天八卦中相邻者，除艮卦与坎、震之外，余者均是相生或比和[①]的关系。如此为圆运动的顺利完成创造了先决条件。

不知有易学基础的同仁是否想过，坎卦之后为什么是属土的艮卦？离卦之后为什么是属土的坤卦？十二地支中子与丑，午与未为什么是相合的关系？此类易学界问题在此不作过多讨论，总之，后天八卦的圆运动图式是合乎地球与太阳等相关天体运动规律的。由此，董乾阳提出了卦气传递理论，此理论与方剂作用次第，营气卫气的运行规律，君火、相火、命门火、龙雷火的常态与病象等医理有着极为密切的联系，尤其是相火一词，真正读懂本书者可知，除九宫圆运动理论对相火的观点与《内经》对相火的简要论述吻合之外，后世医家对相火的解释多背离《内经》之意。多将相火当作命门火。

卦气传递理论实为细化的中气之左升右降，对中气升降有疑惑者应仔细阅读后两篇论述。

---

① 比和：出自《梅花易数》，指两个五行相同的卦象。

中气左升右降的太过与不及

《素问·六微旨大论》曰："出入废则神机化灭，升降息则气立孤危，故非出入，则无以生长壮老已；非升降，则无以生长化收藏。"所以，九宫圆运动理论的核心——中气，也不例外，由左路上升，由右路下降。

在九宫图中有明显左升之势的宫位是艮土、震木、巽木。有明显右降之势的宫位是坤土、兑金、乾金。其中巽木是先左升而后右降，乾金是先右降而后左升。坎宫欲升，离宫欲降。左升右降在人体中的参照物是中宫之脾胃。

左升不及者，也就是脾土、肝木、胆木或虚、或郁而导致除本宫证候外，还常会影响到左升之尽头离宫的异常。最常见的症状是头晕、乏力、反应能力较正常人慢等。单纯的左升不及，诊双尺脉不浮、不芤者，可升，常用补中益气汤。

左升太过者，脾、肝、胆气血充盛，导致了离宫出现异常，不能高效化泄巽木之气转为离火。此类人常表现为脾气暴躁，喜欢运动，智商偏低，常用武力解决问题，易焦虑、易失眠。常用逍遥散合天麻钩藤饮加减或用乌梅丸加减或用血府逐瘀汤加减。

右降不及第一种是因左升太过者，病情向不良状态发展之结果。多先有离宫之火不降之象，如心烦、焦虑、失眠，然后才出现脘腹胀满。此为病进影响到坤宫，再进一步就是肺不主气，多在突然间出现气短、胸闷、心跳加速、甚至晕厥。此类人经西医常规检查均为正常，最终多确诊为神经系统疾病。可用血府逐瘀汤加减。此类症状也可见于颈椎病。

右降不及的第二种情况是因中气虚，轴轮运动无力所致。也可因为兑金、乾金本宫之脏腑偏弱无力右降所致。

右降不及的第三种情况是乾宫、坎宫有寒湿，寒湿之气阻碍中气右降，部分中气滞留在上焦或中焦，导致火不归元证。可表现为鼻衄、胃中灼热等。

又有因坎宫阴阳两虚、导致中气滞留于上焦，常导致口腔溃疡、鼻衄、牙痛。一般情况下，用桂附地黄丸加减。如果疗效不显，可用傅青主引火汤。引火汤证初服几天疗效很好，继续服用易有腹胀，便溏、不思饮食等症状，此为滋腻碍胃之药防碍中气升降之故。

太阳风寒表证本为左路不升，当传为少阳病时，不但加重了左路不升，又常与右路不降之心烦、喜呕、默默不欲食之症状同现。此为左不升而引起的右不降，当以升左为主，降右为辅，小柴胡汤中，柴胡、生姜左升，黄芩、半夏右降、人参、大枣、甘草固卫中焦，又协助中气升降，则圆运动复圆。当患者先有四肢无力，继之又出现头晕，或活动后明显气短，为左路不升引起的右路不降，治法以补脾气升左路为主。

当患者饮食过多或食黏腻之物如空腹食烤地瓜或元宵等物而出现的腹胀，肛门无排气，为右路不降，可用下法。此证以十余岁小女孩多见。

过食咸味者，为离火之用太过，坤土不能高效化泄离火之气，右降之时伤及兑金。可用苦味药补火之体而制约火之用，又可助坤土之用而化泄离火之用；又可用补兑宫肺金之用的药加补中气药来缓解及对抗火之性；也可用引火归元之法将咸味之火气入乾宫戊土之库，使咸味不能为害。

我在壬辰年春，一日晚餐过食咸味，在子时与丑时交界之时，咳嗽而醒，咳势剧烈不止，白痰。其中带少许血丝。以前有过食咸而咳的经历，服用炎立消胶囊，成分为丁香叶，性苦寒，一小时后咳止，今日白痰中有血丝还是第一次，急忙找炎立消，但没找到，见桂附地黄丸，及另两种中成药，一种主要成分是龙骨、牡蛎、沙苑子、芡实、莲子等。另一种是人参、麦冬、五味子、丹参、远志、肉苁蓉、补骨脂、巴戟天、锁阳、菟丝子、砂仁、牛膝、石菖蒲、甘草等。我当时也没有其他疾病，只有过服咸味饮食的经历，病因明确，又发生在子时一阳升之末，诊为阴不制阳，火旺克金。治法目前只能用补肺金、乾金，引火入库之法。虽有桂枝、附子、补骨脂木火之气明显之药，但其剂量较小，是引火入库之意，更与熟地、山药、牡蛎等金水之剂配伍，绝无升散之性，将上三种浓缩丸同服，我吃丸药有个习惯，多将其咬碎后吞下，其药在口内还没有充分粉碎之时，咳已止，后入睡，到清晨未咳一声，即时痊愈。能有如此速效之象，与我的经络较常人通畅有一定关系，但前提是辨证准确及其与方剂的高度对应。

由此可见，若能对证下药，中医绝不是普通人说的慢郎中。《内经》所说覆杯而愈更不是虚言。

营气、卫气的运行与卦气传递

营气、卫气的运行规律最早出自《内经·灵枢》，在《灵枢·营气》中曰："营气之道，内谷为宝。谷入于胃，乃传之肺，流溢于中，布散于外，精专者，行于经隧，常营无已，终而复始，是谓天地之纪。"此语示营气从坤宫→兑宫→中宫→余六宫，"终而复始"是形成圆运动之意。

关于卫气的运行在《灵枢·营卫生会》中有言："人受气于谷，谷入于胃，以传与肺，五脏六腑，皆以受气，其清者为营，浊者为卫，营在脉中，卫在脉外，营固不休，五十度而复大会，阴阳相贯，如环无端，卫气行于阴二十五度，行于阳二十五度，分为昼夜，故气至阳而起，至阴而止。"又曰："营出中焦，卫出下焦。"由此可知，营卫之气同根同源，只是卫气行于脉外，为阳，故卫气之用为重。卫者，守卫、防卫之意。人体感受外邪，卫气第一个受损，次之营气，再次中气。

卫气的另一个重要职能是控制人的睡眠与苏醒。在《灵枢·大惑论》曰："夫卫气者，昼日常行于阳，夜行于阴，故阳气尽则卧，阴气尽则寤。"人的睡眠过程由卦气传递论表述则是卫气由离宫→坤宫→兑宫→乾宫戌土火库之过程。坤宫是卫气所经历的第一关，此妙合了《素问·逆调论》"胃不和则卧不安"之说。兑宫是卫气右降的第二关，肺虚不藏魄者，必须用生晒参来安精神，定魂魄，肺之气阴充足，则肺可藏魄，卫气才能顺利通过兑宫到达乾宫。戌土功能正常，方可入睡。

多数人在夜间睡觉之前，无论是否刷牙，次日早晨都自觉口中气味较重。我曾经试过在午夜起床后刷牙，再入睡，当清晨起床时，口气依旧，但在白天则感觉不到自己的口腔气味。我在初学中医时认为此象是热证，试着以清热法治疗此症，后无效。认识恩师王金光之后见我右关有寒象，嘱我用口服生姜片，吾遵照师言，服生姜月余后，感到口气减轻。后因又患他病，自服补中益气丸或附子理中浓缩丸，口气同样减轻。日久体会到在旅途中的睡眠，次日清晨口气是最轻的。

综上所述，笔者认为当阳气不足之时，阳不守则阴肆虐，口腔气味加重。人入睡之后上焦卫气右降入乾宫，上焦卫气失守，则口气重。服补中祛寒之药后，上焦的卫阳之气因药物的作用仍有相当一部分在入睡后固卫上焦。用圆运动理论表达则是右降太过者，视中焦，有无寒湿等疾，调中之后，温升左路，右降即恢复正常。若用阴阳之理简述则是阳旺而不亢则净，阴盛阳气降则秽。

此理同样适用于其他九窍，与实热证的气味浓烈的现象并不矛盾。

九宫圆运动

古中医体系的诊法与辨证

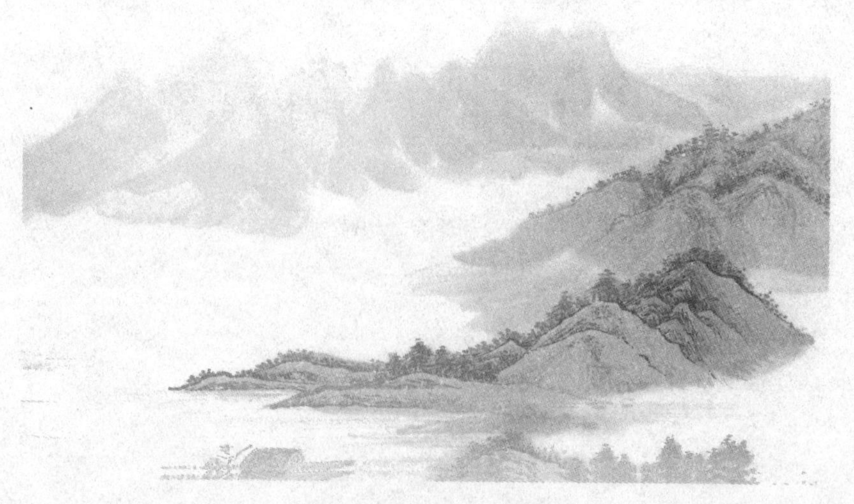

中医的思维形式对辨证论治的影响

李阳波老师在《开启中医之门》中讲到："要进入中医的思维就必须进入阴阳的思维，而要进入阴阳的思维就必须进入象的思维，或者说就必须用象来思维。"

如今广大中医又是主要采取何种思维形式呢？我们先看看抽象思维、形象思维、灵感思维。

抽象思维：又叫理性思维，董乾阳认为属于狭义的理性思维，许多学者将逻辑思维等同于抽象思维。笔者的观点：抽象思维是用公认的、简单的、普遍的道理来推断复杂事物的思维形式。缺点是容易产生以偏盖全，丢失整体观念。受西方文明影响的现代男性应用此思维形式的频率明显多于女性，逻辑思维的显著特点：一是有所谓的科学依据。二是非此即彼。三是有较为严密的推断过程。在考试中出现选择题所用的排除法属于逻辑思维。李阳波老师在《开启中医之门》中说："在思维产生的早期，当然不可能形成逻辑思维，所以一切思维的起源都是直觉的。"

形象思维：对事物的外观，声音与自身感受结合之后，形成的以主观认识来判断事物的思维形式。马林著《思维科学知识读本》将形象思维概括为十大特点：①具体性。②时间性。③真实性。④直观性。⑤基础性。⑥实践性。⑦经验性。⑧规定性。⑨符号性。⑩难表性。

灵感思维：对一事物的原理或有故障的器物，或疾病百思不得其解时，突然间产生的与自己曾经的学识、经验，没有明显相关性的一种全新的感悟，此感悟可以解决自己的困惑。又叫做顿悟思维。是判断正确的直觉思维。笔者认为，若对外界事物普遍重视的人，其产生灵感思维的机会较少。若对一事一物高度重视，对其他事物不重视，则灵感思维产生的频率就相应增加。在中医临证中对证候的辨别与方剂的选择，尤其是用药的加减常会产生灵感思维。

在处理问题的过程中还会用到直觉思维、辨证思维、逆向思维、机械思维、唯象思维等。

下面只简述辨证思维、机械思维、唯象思维。

辨证思维：指唯物辨证法在思维中的运用。是以动态发展的观点来了解事物，认识事物的思维形式。主要包括对立统一性、质量互变性。它与中医辨证论治有部分相似之处，但从整体上差别较大。

机械思维：我将其定义为用自己曾经得到的简单经验，片面的道理，或多数人的行为习惯，不加分析，直接应用的思维形式。是很少应用逻辑思维，一般不会产生灵感思维、逆向思维、创造性思维和辨证思维的人所常应用的思维形式。又经常出现在非专业人员对专业知识的理解上。女性应用此思维的频率高于男性。

在中医临证中只用祖传秘方套方套药，基本不辨证的中医，用的就是机械思维。在西医界也经常出现此类思维。如患者牙痛后，在牙龈不肿，没有蛀牙的前提下，就去口腔科治疗，当今多数口腔科其治疗方法不是抽神经，就是拔牙。如果此类患者找中医治疗多在半小时到两小时之内见效。但患者是不知道牙痛找中医也能治。目前，西医对抗生素的应用，有相当多的一部分是对无菌性炎症的滥用。西医之所以成为当今医疗界的主流，与患者的机械思维有直接的关系。许多患者生病时的第一反应是发炎了，应该吃消炎药打消炎针。滥用抗生素也不只是医生的问题。但机械思维也是有一定优势的，需要以其他思维形式为基础之后应用。

唯象思维：是一个真正的中医主要应用的思维，也常应用于其他科研领域。《易传·系辞》曰："易者，象也。象也者，像也。"

象是中国古代哲学中的基本概念之一。是古人认识世界的主要方法，中国的甲骨文就是象形文字，是用一种简化的图象，来表达事物的本质，事物的特点。此图象与事物本身外观相近。故有抽象、形象、唯象等以象为基础的思维形式。中医的藏象学说源于《内经》，其中《内经·素问·六节藏象论》、《素问·平人气象论》还有相当重要的《素问·阴阳应象大论》均以象命名。《素问·五运行大论》曰："天地阴阳者，不以数推，以象之谓也。"足以说明"象"在中医理论及临证中的重要性。

提到唯象思维，就必须用到比类取象及何物应何象，何象应何物，何物应何物。如《素问·阴阳别论》："四经应四时，十二从应十二月，十二月应十二脉。"《灵枢·经别》曰："余闻人之合于天道也，内有五脏，以应五音、五色、五时、五味、五位也。"《灵枢·阴阳系日月》曰："腰以上为天，腰以下为地，故天为阳，地为阴，故足之十二经脉，以应为十二月，月生于水，故在下者为阴；手之十指，以应十日，日主火，故在上者为阳。"诸如此类，《内经》中还有许多篇幅提及，请读者阅之。

看到此处的中医界同仁，请对照一下自己是何种思维，如果不是以唯象思维为主导又在从事中医临证，是不是应该学习一下《内经》的作者呢？在临证中若以唯象思维为主，则可兼用其他思维形式来辅助唯象思维，完善辨证论治。

人的思维形式因教育程度、家庭及社会环境、种族与地域因素的差异而不同，但这只是后天因素的影响，还有更重要的因素即先天因素对人思维形式的影响，先天决定后天，后天反作用于先天。比如一个老师在教多名学生，学生们听到的是同样的声音，课后马上考试，成绩会千差万别的，因为有些人善长听，有些人善长看，有些人善长背，有些人必须在理解之后才能记住，有些人善长注意力不集中等等。这就是先天因素不同所表现的差异。我认为先天因素如同人的指纹一样是没有绝对相同的，能遇到两个比较接近的已经很难了。据我所知，有三大类方式可以证明先天因素的特点。其中一种就是将自己的优点、缺点、喜欢的、讨厌的及曾经的重要经历进行综合分析，主要以比类取象的方法，分成五行类象，若现木火之象为主或火土之象及土金之象为主，则难以成为药王孙思邈之标准的大医，难以进入医理指导辨证的层次，基本不用比类取象之法。何出此言呢？因为在五行中水主智，在此主要指有为法范围内的智慧，水之象不起主导作用，则说明此人蛰藏之力不足，思维深度、广度均不足。老子《道德经》云：“上善若水，水善利万物而不争，处众人之所恶，故几于道。”又云“天下莫柔弱于水，而攻坚强者莫之能胜，以其无以易之。”

望舌象临证经验简述

舌居口腔之内，以体内之物应脏腑之象，更直接、更明显。现代社会饮食结构与古代有明显不同，舌象又增加了几种异常之象。快餐及方便食品行业的迅速发展，诱惑了儿童及不喜欢传统饮食的人们，各种香精、化学添加剂大量地在方便食品中应用，人类多喜其味，而不知其毒。我在临证中只要见舌前半部分红点成群突现的女性或儿童，直言其喜吃零食或方便食品或常在火锅店吃饭，极少失言。如果不食零食等物，又有此象则为心火不降，常食零食者不能以火证治之，告诉她们有中毒的倾向劝其少吃零食。

我在临证中总结了望舌的步骤及注意事项，可能会对同仁有所帮助。

舌诊的观察步骤：

嘱患者将舌伸出口外，放松，伸平，勿卷曲，不能用力。此时如果用力，则小动象已失，裂纹也不容易看到。停顿于口外的舌头应在10秒左右，因为10秒钟的时间可将患者紧张用力的舌头变得自然放松。

第一先看舌体有无动象。此为舌诊之首重。《易传·系辞》曰：“吉凶悔吝者，生乎动者也。”动象包括颤动舌、吐弄舌、舌中津液水滑欲滴。

颤动舌多为瘀血或寒邪或痰饮阻滞头部经络，气血在原有正常经络中不能正常通行，推动闭塞的经络，而形成的舌体妄动之象。青年男性多见于外伤瘀血，即头部跌扑损伤或打斗所致。此类患者的发病最初时间可追问到儿童时期。女性患者除头部外伤之外的另一常见原因是七情内伤，一般的七情内伤在师门脉法的双寸上均有异常脉象，轻者为气郁之象，重者为血瘀之象，特别严重者才在舌象上出现异常。老年患者有阴虚动风者，此类为全舌颤动，无论年龄性别如何，曾患脑膜炎者，易出现舌体颤动。腔隙性脑梗塞轻症患者多有全舌颤，可伴耳鸣突发等五官异常，但少见全身症状。

舌体吐弄者，火之象。

舌体表面水滑欲滴者，为脾寒湿盛，师门脉法右关多有寒象。二者常同时出现。

第二看舌质颜色。包括望气色诊法、普通望色诊法。因望气色诊法需修持到一定程度时方可运用，如《内经》中提到的望色内容，即是此类。本篇只谈普通望色诊法。

无明显热证的患者，舌体偏红者，气血主要汇聚于上焦。但先排除吃糖或含化学添加剂食物的患者。心衰患者见此象时，又有一定舌苔，无多条裂纹者，多为顺证易治。常人舌偏红多为智商稍高之人。

舌色淡白者，中气主要顾护命门及下焦脏腑。此类人多有失血的经历，以中年女性多见，多有月经过多史。

第三看舌体有无歪斜、溃疡、裂纹、齿痕、凸起、凹陷、瘀点、肿胀等象。舌体歪斜为中气虚为本，经络闭阻为标。儿童若见此症为中风体质，多有遗传性。溃疡可由口腔黏膜成群水泡波及舌体，日久泡烂成疡，也可由牙齿误伤舌体后溃疡，脾虚湿浸者多自发溃疡。无论何种溃疡，两周后还不愈合的，多为脾虚湿浸，可用理中化湿、温阳健脾为主，视兼症、病因可佐以清热解毒。口腔内双颊部黏膜糜烂，多有汞接触史，以健脾利湿法治之，医生与其家属多患此症。

裂纹望其所在部位不同，以对应相关脏腑病变。常见胖大舌，舌中纵向裂纹，多为寒湿内伤脾胃。裂纹的深浅一代表病情程度，二代表发病时间。

瘀点常出现在舌尖左或右的边缘，或舌下络脉，为瘀血。

凸起与凹陷是一组对立的症状，凸起的舌面为相应脏腑气血有余。凹陷的舌面为相关脏腑气血不足。气血有余的凸起可发生在诸虚劳损者的舌体上，此为经络不通导致局部气血有余，非整体气血有余。

齿痕舌为阳不化阴之象，是非常常见的舌象。较瘦小的舌象易治，但有齿痕舌的患者难以控制饮食，故舌象难以变化。

肿胀舌刚伸出口外时有轻微齿痕，瞬间齿痕消失，只有肿胀的舌体，切脉时，寸口肌肤多同时肿胀，此为水气病。多见于沿海等近水之地的女性。其发病原因内为阳虚，外为气候寒湿。如果不将居住之地搬到干燥之处则不能根治。男性禀阳气而生，少有此证，一旦现此象多难治。

第四看舌苔。舌苔为中气所化，舌苔偏薄为中气虚；苔偏厚为中焦有湿；全舌无苔，似镜面，虽无溃疡，但不敢吃饭，吃饭舌即痛，为中气大虚，忌用辛燥与滋阴之法，只能用人参、党参、黄精、甘草之类。

第五是针对中老年女性及心脑血管病者，应望舌下络脉。望舌下有时可见舌上没有的瘀点，对判断病情有帮助。中老年男性舌下络脉异常者较女性少见，可见瘀血点及静脉瘀青，为阳虚者易见之象。

以上所论，是我在临证中望舌象的一点经验，其中颤动舌的主证为恩师王金光所传授，我在其基础上又丰富了一些内容。希望对同道们有所启迪。

听声音知五行禀赋初探

无论是日常生活中，还是在中医诊疗过程中，没有任何人的声音与其他人的声音是完全一致的。只有在模仿秀中偶尔听到比较接近某位明星的声音，但模仿秀为非自然、非常态，不是体内五行之气的正常显现。人与人之间声音有较大差异，是因为人禀赋阴阳五行之气的多少不同，具体表现在器官形态的不同和呼吸肌力量的差异。

器官形态的不同包括鼻、咽、喉、气管、支气管、肺、牙齿、舌头等器官的差异，影响气流在体内的传导及共鸣。

呼吸肌主要为膈肌，次为肋间内肌、肋间外肌及腹部肌肉等。

关于禀赋五行之气是怎么一回事，应熟练应用《素问·阴阳应象大论》中的外内之应后，再将本书前文基础部分掌握，方可学习时间中医学，数年后（董乾阳用了9年时间）才可能体会到禀赋的根源及其表现形式。本篇只从听声音反推患者的五行禀赋。

林之翰著《四诊抉微》中有言："脾应宫，其声漫以缓；肺应商，其声促以清；肝应角，其声呼以长；心应徵，其声雄以明；肾应羽，其声沉以细。此五脏之正音，得五脏之守者也。《脉鉴》云：金声响，土声浊，木声长，水声清，火声燥。"处方之时，当使用附子、吴茱萸等辛燥之药，患者复诊听其声音焦燥，此为火克金之象，无论其他症状如何，必须要减量使用辛温燥散之药，还要加人参等补中益肺之药，不然则肺不主气，管阳气的官失职，一身之气大衰。

《脉鉴》所言为五行纯正无杂之象，常人多两种五行之声兼而有之，金之声为常人，因为喉为发声之源，为兑☱金之象，故叶天士在《临证指南医案》云：“金空则鸣，金实则无声，金破碎亦无声。”金实不鸣者与金破不鸣者，所发之声差别很大。金破不鸣者声音干涩嘶哑，少气之声，有多言的职业或习惯，金实不鸣者声音沉闷不扬或一字不出，有感受寒热邪气的病史。如《灵枢·忧恚无言》曰：“人卒然无音者，寒气客于厌，则厌不能发，发不能下至，其开阖不致，故无音。”此类可出现于洗头发之后，发未干透，就睡着了，轻证者失音或感冒，重证者可导致颈椎病。

我曾诊一金破不鸣者，女患，三十八岁，外貌似三十刚过，身材较高，骨骼稍粗壮，似较旺的庚申金之象，表明先天肾精充足，其说话的声音与外貌极不协调，她自己形容是破锣嗓子。自述幼年时体质很好，是运动员，又能唱歌。在她二十多岁时在一针织厂工作，在车间织“尼子”大衣，她的同事有一人初次进车间后就说有刺激性气味，而放弃了工作，她却闻不出什么味道，一直工作了二年余，其他工人多工作一个月就不干了，都受不了车间的味道。此人以后说话声音逐渐嘶哑，严重时不吃饭就说不出话来，经常乏力。她说自己以前不知什么叫生病，现在一到夏天就喜躺卧。

从以上描述可判断，此人从前先天肾精与后天脾胃功能均较强壮，普通的体质好之人均是此类，但也有缺点，就是后天为用偏强者，土旺木折，土多金埋之象为常见，其结果就是经络不通畅，不敏锐，属于少知少觉之人。为什么道家提畅练精化气等修气脉之法，因为可提高自己的觉察能力。经络其外象类似管道，形态属木，其功能承载气血，五行属金。功能即用，形态即体，故以用之五行为经络的五行属性。刺激性味道五行属火，兼风木之象，火旺必克金。发声之器属金，故声音嘶哑，重者金破不鸣。

正常人的声音多兼有水，木之声，土声在常态时为浑厚之音，火声在常态时为尖锐的声音。吃饭与饥饿对声音有较大影响。主要是中气的盛衰。说话的声音可以反映出此人当时的心里状态，是焦虑还是沉稳等，恩师王金光对此有比较丰富的经验。

运用听声音于临证重点是知其五行禀赋，此与体质学说相近，不明五行规律者，无法应用。

问诊与审因论治的重要性

当今社会西医的问诊方式虽然被广大患者认可，但仍有部分患者找中医看病，不喜欢中医问其症状。同一个病人，同一个疾病，找西医诊治时，问什么他们就回答什么，找中医看病就要考考中医。我想可能是“走方医”的行医方式在患者的心中早已根深蒂固。不切脉断准患者的病，就无法建立患者对医生的信任。患者此种心态，误医更误己。因为他们不懂四诊合参的重要性，更不懂随遇而安。

我当年初涉医林之时，凭王金光老师所传授独门诊法，与自己悟出的一些诊法，以望诊、切诊为先，直言患者症状的诊病方式工作了一年余。在当地有一部分固定患者群后，就按望、闻、问、切的顺序为患者诊病。如此工作既省时省力，又少动妄想，少有疏漏为审因论治打下坚实的基础。

切脉最重要的意义体现在诊察脏腑阴阳虚实之性质、程度，及感受六淫、七情后，自身对病邪的反应状态，最终来指导医者确立治法处方用药。

中医理论及临证都侧重于形而上，而患者不明中医之理，只想听中医推断几个症状，在什么部位，再给他们解释一下。都是阴成形，形而下的观点。以脉诊来推断患者症状应该作为医生的“开业术”来短期应用。如果同道们能熟练应用类似《太素脉法》的诊脉术，大部分疾病最初的患病方式，阴阳状态也很难还原。不知病之初的阴阳之象，审因论治就无从谈起，处方用药就失去了较为重要的参考因素。正如《素问·移精变气论》曰：“数问其情，以从其意。”又如《素问·徵四失论》曰：“诊病不问其始，忧患饮食之失节，起居之过度，或伤于毒，不失言此，卒持寸口，何病能中，妄言作名，为粗所穷，此治之四失也。”

中医问诊除外患者的主诉，主要问如下四点：

（1）问患者主诉的症状最初发生于何年、何季、何月，因何事，何种行为而发病。前者为时间辨证的要素之一，后者为病因辨证的要素。

（2）问主要症状加重与减轻的时间，是在白天、黑夜、上午、下午。病程经年的主要问在何月加重或减轻。

问此二条的目的就是判断疾病的阴阳，对时间辨证熟练者可知疾病的五行属性。正应了《素问·阴阳应象大论》所言：“善诊者，察色按脉，先别阴阳。”问诊亦复如是。

（3）问疾病的诱发因素。如果是因劳累诱发，加气血两补之品。如果因生气而诱发，加疏肝解郁、健脾养血之剂。如果因吃特殊食物而诱发，医者应知此食物的寒热属性及对脾胃的防碍程度。不知此食物属性者，可根据其生长环境、外形、颜色、味道用比类取象之法大概判断，再与病证合参，可知其特点及寒热属性。此条意义正如《素问·疏五过论》所言：“凡欲诊病者，必问饮食居处，暴乐暴苦，始乐后苦，皆伤精气，精气竭绝，形体毁沮。”

（4）对疑难杂证要问其职业与生活习惯。

如我院外科主任遇一男性不育患者，问我吃补肾药能否有效。我没有正面回答他，反问到：“他是干什么工作的？是不是与化工行业有关？”外科主任说：“是干理发的。”主任的表情似明白了我所问之意。

我说：“他每天都与化学物品接触，如不改行，吃药效果不会理想。”

职业与生活习惯对于内环境素质不佳者是有明显影响的。此例若用万物类象之理，理发行业，多数有毒气体与化学香精主要从呼吸系统进入人体，次从皮毛入人体，属巽之类象，主要为风之象。

在问诊中当以病人主诉为中心询问之时，患者常自述医用名词，此需仔细询问其对医学名词理解的是否正确。

我曾经遇到两例将便溏称为便秘的患者，此时如遇不辨证的医生开点泻药，后果是否严重也难以预料。此两例都被当时纠正，患者本人也感到可笑。我还遇到一个将身体乏力称为“上火”的，或将所有难受的症状均称为“上火”。均应详细询问是怎么上的火，医者不应直接理解成外感六淫中的火或情志内伤引起的肝郁化火。

当遇到老年患者时，如感觉其思维迟钝，对主要问题可过一会儿再问一遍，以排除“暗示性套问”之嫌。

医者随着经验阅历的增加，所问的问题就越来越有针对性，有价值的症状被一一点破，成为我们辨证施治的重要依据。寻问出疾病的病因，就为处方用药加入了一个较为重要、较为关键的要素，疾病虽有传变可能，更有所患疾病十余年、数十年不传变者，以单纯寒邪或瘀血为病因者多见。风邪多传变，即使传变者在发病的短期也可让病邪从原路返回，所以询问疾病的病因主要问疾病的外源性因素对疾病的治疗与转归有着不可替代的意义。即审因论治。

我曾治一产后哮喘患者，以小青龙汤加补中气之药数剂缓解，后又加纳肾气之药巩固，病情基本稳定。但其本人经常熬夜，又是个性情中人，偶尔因生气而发作，我嘱以逍遥丸少加补中气之中成药，一天左右病情大有缓解。多日后，又因食酸寒之物，哮喘再次发作，嘱服附子理中丸浓缩丸，服后片刻喘止。她不知我处方之理，在一次劳累后喘作服附子理中丸不效。问于我，嘱其用生脉饮合温补之剂效。我认为轻症者，发病1至3日内，在明确病因的前提下，又知其体质状态，四诊仅凭望诊、问诊多可显效，尤其是电话的普及后，许多朋友打电话求治，只用问诊及时间辨证、九宫诊法，重点仍在于问病因、问诱因从而推断病证的阴阳五行属性。实践证明，经我在电话中诊断后下医嘱的患者，许多人只服中成药就可治愈西医权威医院确诊后治疗无效的疾病。足见审因论治的重要性。

审因论治我认为主要包括两个方面：

一是疾病发生的外源性因素。即六淫、七情、疠气及工作、家庭等社会因素。此为问诊优于其他诊法的体现。通过询问来判断病证的阴阳五行属性，以此来确立治法，处方用药。

二是疾病发生的内源性因素。主要靠望诊、闻诊、脉诊来判断患者体质的阴阳五行属性及气血的盛衰和病象。问诊在内源性因素的判断上逊于前三者。如询问是否乏力、口干、二便情况等。但可以丰富望、闻、切所得之象。综合诊法之象辨证论治。

疾病外源性因素与内源性因素共同作用于人体，统称为病因。患者的自身感受、体征，甚至所产生的家庭与社会影响是病果。

医者通过果去寻找因，是治病求本。医者见果后让果直接消失或减轻而不寻找追问病因，日后又生病果。病因可以是一种，也可以是多种因素协同作用，其中常有家庭与社会因素参与病因的形成。患者常问自己的病能不能除根，其实多数的病根不是医者能除的。病根即病因，内源性因素医者可以改善，外源性因素只能提醒患者自行改正，减少自己的欲望，使心态更加平和，顺应四时生活，远离致病的物体及行为，包括到干湿适中的环境生活，此才是治本之关键。

恩师王金光脉诊体系简介及诊疗轶事

我在大连市工作时与王金光老师成为了同事，初次见恩师诊脉，发现其诊脉部位是距腕横纹二指左右的地方，按下食指其后依次为中指、无名指。当时想手指按此处如何诊脉呢？我当时按传统诊脉部位切诊也能断出少许疾病，见王老师不问诊就能说出许多精细的症状，甚至是患病时间，在我心生敬佩的同时也对传统脉法产生疑问，如果王老师诊脉的方法是正确的，那么传统脉法就是有问题的，传统脉法传承了那么多年也没见历代医家提出什么疑问。如果传统脉法是正确的，那么王老师是通过什么方式说出疾病的部位与特点的呢？

我数年后在网上看到一位同仁在三申道士诊室学习后，发表一文，其题目是《全世界都号错了脉》。因为他见刘道长以桡骨茎突定寸位，此脉法又与传统脉法不同，无论是网上流传的三申道士诊疗轶事，还是盘锦市的任亮医师亲自见其诊病过程，均可见其脉法之独到。

读者看到此处若想到底谁的方法是正确的呢？你如果真是这么想，应该是没看透前文《中医的思维形式对辨证论治的影响》，应该以逻辑思维非此即彼的观点看待中医界的理论产生的诊法了。我和任亮医师在当时就有如此疑惑。问于王金光老师，师言：“只要对诸脉象能摸清后，人体有三指能按着脉动之处既可诊脉。以此为寸是为了沉取的方便。传统脉法的寸部沉取时几乎按到骨头上了，没有沉取的余地。”以易经思想解释，即人身任何部位，都可反应其整体。

我和任亮与王金光老师相识约三个月后，恩师认为我们俩可以继承其脉诊体系，收我们为徒，经过一段时间的学习，发现此脉诊体系与“二十八步脉”虽有部分相似，但有两大类脉象二十八步脉法中没有涉及，一类主病为气机郁滞或瘀血阻络之脉象；另一类欲摸清楚，需有“百日筑基”之功，外加师傅手把手的传授，方可学成，不然常人无法将其摸清，其主病多为缠绵难愈之症。见于过敏体质，洁癖者，精神类疾病，妄想太多伤神的普通患者，更年期综合征，严重的外伤后遗，有大疤痕者，部分肿瘤患者等。此脉象女性多于男性，胖人多于瘦人，证候性质师言多属血瘀，我和任亮医师观察后认为部分患者体现风之象。

师门用药特点多以脉诊、舌诊为依据，也有以症状判断病之性质为依据的。大连地区因属海洋性气候，患者多现单纯的寒证或真寒假热证。王老师所开之药多以生姜、干姜或炮姜为引经药。对于寒证、热证的区别以脉象、舌象为主，见热证时不因寒证的多见而影响自己的处方。王师对真寒假热证的辨别极具代表性，初次给任亮医师诊脉时第一句便说其扁桃体不好。任大惊，因为当时诸书均无诊断如此精确的脉诊，他自己也确是年幼之时扁桃体反复发炎，后做了部分切除术，术后也偶尔疼痛。任亮问：“应该吃什么药呢?”王师说：“生姜片”，此语一出，任亮又生疑惑，心想老师说错了吧！扁桃体痛时自己用养阴清肺汤治疗效果也非常好啊！怎么能用生姜片来治疗？因为当时火神派诸家思想，并不像现在青年中医起马有所耳闻，当年的我们均未闻火神派之称谓，故有此疑。任亮转念一想，既然老师能把病诊的如此到位，何不信师之言。当晚就买了块生姜吃了三大片，几天后咽痛若失。我俩深感王师医术之神奇。

我和任亮在跟王老师学习之时，见师诊一患，师言其在十四年前因生气后吃下面条状的食物，产生了肝郁之证。患者反馈：时间与所吃食物均正确。我问师傅，这是如何得出的结论？师言：“这是脉象所现，功夫到了自然就摸出来了。”之后见许多患者让师诊脉后，师不只是言其发病年份，还可说出患病的初次时间是上半年或下半年。

又据任亮口述：见师给一男童诊脉后，师言其脉象很古老，他的性格应该像其祖父辈以上的人。其父母反馈，其子性格像他的奶奶，平时与一般儿童有较大差异。

曾见师诊一老妪后，说了许多症状，最后说她耳鸣，老妪也感到惊奇，说：“你说的对，我确实耳鸣。”

任亮在跟师学艺期间，在公园结识了一位“八极拳”拳师，因任亮的爷爷，是一位习武的士兵，他对武术的爱好超过同龄人。就与这位拳师学习了一周的八极拳，站了一周的桩，一周后到恩师处，让老师诊脉看看身体是否健康。师言：“我让你打坐，你怎么坐成了个练武术的脉象。”任亮虽见过师傅诊过许多让人感到很惊奇的病症，但像今天的断语，让我们感到王金光老师对脉象的体会程度非普通名医可及。

还有一次，任亮又去公园练气，第二天到王老师诊室，师瞅了他一眼便说：“你昨天去什么脏地方了？”任说：“没有啊？只去公园了。”师言：“你看你那个脸，什么颜色？一脸阴气。”任亮找个镜子隐隐约约见面色暗淡。后来回想起当时在公园广场常有人经过，就找了个松树，在其后练习站桩，可闻到阵阵的尿臊味。应该是此处阴气太重，站桩时经脉通畅，腠理微开，每个毛孔都在呼吸，且较平常的呼吸程度更深。肺主皮毛这句中医经典之言，在练气脉之人的身上体现得淋漓尽致。虽然普通人也有此象，但平人妄想尘劳之多，早已障碍了其对经脉开合枢的体会，自己吸入有毒气体也不知道，这一点人类要逊于许多动物。在我幼年时期，每到夏天室内有蚊子时，母亲就说喷点香水吧，香水可以驱蚊子，近几年我才知道香水多是化学香精勾兑而成，有一定的毒性，蚊子知道香水有毒，他们闻到后就飞走了，可怜的人类还把香水当好东西。化工类产品与自然的物品一个五行中的特大差别就是少了土之气，人的血肉之躯无论是《素问·阴阳应象大论》，还是术数界，都将其纳为土的范畴。化工产品多用在洗涤、装修等所谓干净、美观之场所，除的就是灰尘，属土，也同时伤我们人身之土，主要是中气。当年我在恩师处学习之时，师曾说过最不喜欢给喷普通香水的女性患者看病。我当时很不以为然，因为自己没有闻后不适之感。到了 2008 年我也出现了不喜欢与喷香水的人接触的现象，甚至吃青菜时油炒的园白菜、菜花、蒜薹在不焯水的前提下其中的农药味我都能分辨出来，别人能吃得很自然，我则说这菜里有农药，他们最多是心存疑惑，照吃不误。我们的食品安全问题只能依靠自己的阅历、经验，甚至是运气好与坏来决定了，如果此问题不能有效解决，人类的基因会向不好方向转变。

此篇介绍王金光老师的轶事，其目的是为了让后学者开阔眼界，对望诊脉诊有个全新的认识。更希望民间的望诊、脉诊高手不要保守，将有为之术授于有缘的中医爱好者，从而造福人类。

望脉诊病之中风体质

我曾工作的医院于戊子年冬，收治一位脑出血患者，请我会诊，此患者处于昏迷状态，我诊其脉，发现传统脉法右寸部位有一直径约成人拇指甲大小的包块，高约0.5厘米，随着脉搏有节律的跳动，包块扪之微硬。当时回忆诸医书没有此包块状脉象的描述，也没有听谁谈起此脉象，但在我的意识中留下了深刻的印象。

机缘巧合，几天后，一位中年妇女来我处诊脉，我又一次在寸口见到了类似的包块状脉，随着脉搏跳动，只是比脑出血患者的包块小了很多。

我问到："你头上常有难受的感觉吗?"

她说："有啊！头疼。"

我说："是向上一顶一顶的头痛吗?"

她说："是。"

当时我突发灵感，难道此人是脑出血倾向？如果气血逆乱，肝阳暴亢，或者血压突然升高，其包块不是会越跳越大吗？血管壁随着包块的增大不就会越跳越薄吗？当压力加大到一定程度，会把血管胀破吗?！传统脉法寸部比类于人体头部应该准确无误。

此人划价之时，其丈夫问我他妻子的病情程度如何?

我反问他："你妻子的直系亲属中有没有人得过脑出血?"

他说："她亲哥哥在去年患脑出血去世。"

此言验证了我的推断。后来见此脉象者数百人，经询问后证实大部分患者直系血亲中多有脑出血，也有少数是脑血栓。有的不知祖辈何故离世，也有爷爷、姥爷辈人没有脑血管病者，但自身几乎都有头部不适症状，以头痛、眩晕、麻木较常见。个别单手有此脉象者无头部不适，双手有此象者多有头部异常感觉。

若跳动的包块中，摸到似针尖状物者，多为已患脑出血现已经临床治愈，但瘀血未完全消散者。

有此脉象者，一般不用黄芪、大剂量肉苁蓉。因黄芪主升脾、肝之阳，误服十全大补丸，确有头晕脑胀者。当现气血两虚兼有此脉者，人参少用无障，方剂整体应重于降右路，可用平性之通络药如海风藤、丝瓜络、天麻、钩藤、夜交藤等视其兼症选用。如现肾精虚、阴阳两虚欲用肉苁蓉者，一般不要超过三十克，因肉苁蓉味咸，入肾之体，过咸之味，不但不降，反主左升，欲成为离火之用，轻者头面生疖，重者难以预料。柴胡、麻黄、桂枝在有适应证的时候，虽可用但应注意整体方剂不宜偏热。理论上柴胡升肝阳，劫肝阴，我在临证中常遇此脉与肝郁气滞证同现者，用逍遥丸合全天麻胶囊，服用者普遍反映头痛、眩晕大减。故此脉所忌之药为只升气血，而无宣散之力的药。柴胡、桂枝、麻黄虽助左升，但可宣散，尤其是麻黄为中空的草质茎，配伍适当反可治疗高血压病，脑出血、蛛网膜下腔出血，但前提是现寒邪所致经络不通证者。

庚寅年，我读到刘绍武三部六病思想后，发现他介绍给后学的“溢脉”与我所述较为接近，其主病也雷同。

临证日久，发现个别儿童、青壮年也有此脉者，同样有明显的家族史，因其象一望即知，故本篇名为——望脉诊病之中风体质。中风体质指其有中风倾向性，并不一定有溢脉者以后必然要发生中风。临证时我嘱有溢脉者，一定要减少肉类饮食。

望、闻、问、切的优势与不足

现今多数中医工作者运用望、闻、问、切四诊于临证中，多注重问诊与脉诊。望诊一般只是大概看下舌苔、舌质，还有不望舌的。望气色不是普通中医所能掌握的。闻诊几乎无人应用。我在临证中逐渐体会到四诊中除闻诊外，当其中一诊比较闲熟之时，就可推断出较多的异常信息，如果用另一诊法，包括易医、术数诊法得出与前诊法一致的结论时，即可确定此推断准确无误。如果以一诊法可推断出病因和症状，并且两者经反馈正确时，此诊法所显阴阳五行之象足可以为处方之依据。易医与术数诊法中最常用的是九宫诊法与时间诊法。两者一阴一阳，优势互补，感兴趣的同道可将本书基础知识运用熟练后方知此中奥秘。

我在临床实践中一般按望、闻、问、切的顺序进行诊断。因望诊在多数情况下是医者对患者的第一信息来源。望诊多先望大象，即患者的身高、胖瘦、动象来推断患者是五行人中的哪一种，是形胜气之人还是气胜形之人及各种体质的初步判断。如走路双肩摇晃，为水旺之人或水木两旺。走路喜低头，多属中气虚左路不升或颈椎病。部分修行人走路喜低头，一怕伤害脚下无辜众生，二是减少眼之所见可使心识清净。再者是望神，重点部位是头部，双眼是重中之重。其应用的具体方法只能靠医者自悟，非文字所能表达。正如《素问・八正神明论》曰："神乎神，耳不闻，目明心开而志先，慧然独悟，口弗能言，俱视独见，适若昏，昭然独明，着风吹云，故曰神。"

闻诊在我的工作中其主要作用是判断患者当时的五行特点。

言语过多喋喋不休者属巽木旺，火稍旺之象，属左升太过。言语偏少，语速较慢者为坤土、兑金虚弱，属右降不及。还应记住《素问·阴阳应象大论》中的五脏应五声，即肝在声为呼，心在声为笑，脾在声为歌，肺在声为哭，肾在声为呻。

问诊主要询问时间、地区环境与初次发病的关系及诱因，此为其他诊法所不能代替的。在一个人的身体产生同一种症状，此症状又时有时无，就要询问其发病与自愈的时间，经年的同一个症状，往往因为诱发因素的不同而导致病证性质的不同，用药就不会相同。平时所见的患者多是少知少觉之人，我问他们自己的病是在什么事情、什么心态、什么环境发生的，部分人说不知道。但与风、寒、热、劳、怒、恐有关联之时，多数人的印象还是比较深刻的。《灵枢·百病始生》曰："夫百病之始生也，皆生于风雨寒暑，清湿喜怒。"

此言告诉我们，外源性因素与内源性因素同样重要，少一样因素，则不病。问诊的优势在于对外源性因素的判断。也可以通过既往所患之病对内源性因素进行推断。

脉诊因诊脉部位不同，或者传承的方法有别，有以诊断病位为主的诊法，但多数诊脉之法以诊断疾病性质为主，在四诊中以问诊和切脉最容易把疾病首次发作的状态还原出来，所不同者，熟练运用问诊的前提是对日常生活有丰富的经验，医者不能是一个熟视无睹之人。若想对问诊的水平提高还要学习时间辨证。用脉诊把疾病还原到原始状态是真功夫。如前文王金光老师的诊疗轶事，可见脉诊欲达到还原始发状态是可以做到的。

一、我在临证中对欲复诊的患者告知几条注意事项：

（1）来诊前应吃饭。因不吃饭者中气偏虚，脉虚弱。《灵枢

·终始》曰："邪气来也紧而疾，谷气来也徐而和。"吃饭后谷气来，脉气则和，和为旺木弱金之字，趋于中，为常态。如诊脉时不吃饭，一是虚、沉、细、弱、微之脉出现率偏多（部分为生理现象）。二是气郁与轻证的瘀血常常漏诊。《素问·脉要精微论》所言："平旦……饮食未进……可诊有过之脉。"此需医者出诊，不适于患者找医者的模式，如一女患 50 岁，早晨只饮鸡蛋与开水的混合液，于上午 9 点来诊，师门脉法左寸现一瘀血象，双关双尺微。三天后，早饭已用，诊右关现瘀血象，初断为一年余。反馈：胃部不适一年多。

（2）来诊三日内最好不要吃西药、打针，或服其他补益、祛风湿等中药，因为服此者脉稍现洪象。一般在 24 小时内洪象不减，同仁们可以诊只服阿莫西林等抗生素后的脉象，方知我此言不虚。我对当日服药者，虽为其诊脉，但不做为第一诊断依据，只当做参考。当年王金光老师诊脉后常直言患者吃了哪一类的药，多验。曾见王老师给一男子诊脉，师言其吃了补肾类或祛风湿类的药。此男子矢口否认，师仍坚持自己的断言。旁边患者的妻子说前天其朋友给他二颗胶囊。男子才想起来，说是什么保健品。

（3）当天来诊脉者不应饮啤酒、白酒、碳酸饮料及其他含气体的饮品。饮酒者不能将其定为热证，饮含气饮料者，气血有逆乱之势。两者均可影响故有之脉象。

（4）洗热水澡、做理疗、推拿按摩之后不宜诊脉。此时患者经脉大开、中气弥散，非自然状态，脉象失真。

（5）切脉时，患者的双肩不能背各种包裹；双碗关节上应将手表、手链等摘下。

脉诊在临证中的意义：

①判断各脏腑阴阳之盛衰，气血之多少。

②判断六淫、七情、瘀血等外邪中，是何邪致病。

③判断疾病发生的大致时间。以断病之深浅、轻重程度。

此三项的最终目的是为用药提供一个参考的依据，包括确立治则、选方、用药的剂量等。

二、下面我们看看《内经》中关于脉象的相关论述：

《素问·平人气象论》曰：“人以水谷为本，故人绝水谷则死，脉无胃气亦死。所谓无胃气者，但得真脏脉，不得胃气也。所谓脉不得胃气者，肝不弦，肾不石也。”（董乾阳注：此语再次证明诊脉前应该吃饭的重要性）

《素问·玉机真脏论》曰：“春脉如弦，何如而弦……夏脉如钩，何如而钩……秋脉如浮，何如而浮……冬脉如营，何如而营。”

岐伯对黄帝所问一一解答，我以自己的观点稍作补充。春天是由冬天而来，虽然春三月以升发为主，但是冬天的寒气并不能突然消失，依然有少许蛰藏之势，大象为木气东升，遇少许寒气在体表经络，必然产生一种微弱的对抗之象，寒气欲发挥其收引之力，减弱左升之中气，故产生了弦脉。

夏天火热之气是主要影响人体的因素，春季有少许寒气，所现之弦脉在此时被火之气消灭，同时将体表的络脉开放，气血大量涌向体表，导致脏腑气血不足，故现来盛去衰之脉象。《内经》称为“钩”，即洪脉。

秋天是大自然的凉燥之气影响人体，使人体肌表络脉出现收敛之象，气血在络脉中流通有一定影响，但明显弱于春天体内及自然界故有的寒气，所以洪脉消失，浮脉取而代之。当凉燥之气太过之时，就成了寒象，即冬之象，“坎☵”之象。如《素问·玉机真脏论》中论述秋之太过时说到：“其气来，毛而中央坚，两傍虚，此谓太过，病在外。”《内经》中没有卦象应人体之论，但此语与坎卦之象无二无别。

冬天较秋气太过更深了一个层次，为寒气收引了较多的体表络脉，气血很难在体表大范围运行，以养脏腑为主，故现沉脉之象。《内经》称为营。

《灵枢·终始》言：“所谓平人者不病，不病者，脉口人迎应四时也。”

从以上《内经》原文可以看出人是受自然界的变化而变化的，逆四时者必是病人。

三、对于四诊的优势与不足，董乾阳有如下观点。

望诊、闻诊、脉诊是需要对气脉修练有一定成就后方可完整应用。

《素问·经络论》中写到：“帝曰：经之常色何如？岐伯曰：心赤、肺白、肝青、脾黄、肾黑，皆亦应其经脉之色也。”可见《内经》的作者必是修持之人，不然怎么能有“望而知之谓之神，闻而知之谓之圣……”本书所介绍的望诊与闻诊是对大象及五行的判断，是不详细的，作为普通中医就必须依靠问诊、切诊来提取详细的信息，问诊虽然每个医生都会问，但问的层次，内容有较大差别。若对时间中医学了解之后，可提高问诊的高效性，其象意之丰富绝不逊于脉诊。切脉是历代中医的必修之术，其方法较多，各有特点，据我所知，在民间仍有运用口传之法没有文字记录的诊脉术。如在丹东市一老妪经一中医授其诊脉之术就善长对肿瘤的诊断，准确度不让B超等仪器。但不问诊，只望闻切有时会有疏漏。以任亮医师之言："脉沉弱而无力，多为气血不足，见症多为头晕、眼干，身无力，浑身酸痛，腰腿沉，女性月经量少，血压低等等。可是这些症状不一定每个患者都能反应出来，有的以腰脱为主，有的女性以闭经为主，有的以失眠为主，有的以胃胀为主，脉诊能知其大象，知道病的根源在哪里。问诊在切诊基础上确定具体的治疗方案。"对于没有修气脉的中医，脉诊在四诊中的地位，应排在首位。但也不是什么病都必须诊脉。内科妇科病用两种非脉诊的诊法，当得出同一个结论之时，即可以处方。外科病，如壮年人初患闭合性外伤后疼痛者，病因极为明显，体质望之无异，病因、病机、症状、体征形成一完整的因果关系之时，可不诊脉。只望舌象察中气之旺衰即可。在以脉诊为重要依据的《伤寒论》中有许多条文没有脉象描述，如《伤寒论·辨太阳病脉证并治中》言："伤寒中风，有柴胡证，但见一证便是，不必悉具。"《内经》中少有脉象参与病证的描述，多重于分析病因病机。王金光老师对望、闻、切三诊有许多独到的见地，前文没有介绍其耳闻、嗅觉的全部轶事，是因为师傅有嘱附，我只能简述之。以恩师2012年即壬辰年夏初的观点，他认为诊法不只是望、闻、问、切四种（与乾阳自悟诊法大致相同），他认为最可靠是在四诊等诸诊法之上的……此为何，请智者深思。

四、用五行取象的方式将四诊分类如下

（1）望诊以木火为用。依据是《灵枢·脉度》云："肝和则目能辨五色矣。"《素问·解精微论》曰："夫心者，五脏之专精也，目者其窍也。"目居人体离宫，离为火，心也属火，故以木火用。术数界目多取火之象。

（2）闻诊以金水木为用。听患者说话的声音，是医者的肾窍

——耳，与患者的会厌，即喉共同参与，肾为水，喉为金，故听声音金水为用。嗅气味为医者鼻之职能，嗅为巽木之象，是呼吸来去之象。

（3）问诊以土金为用。《素问·阴阳应象大论》曰：“脾主口。”脾五行属土，问，即说话为兑金之象。故问诊以土金为用。

（4）切诊以水木为用。秦越人著《难经》曰：“切脉而知谓之巧。”《素问·灵兰秘典论》曰：“肾者，作强之官，伎巧出焉。”切脉为手指按脉体会血之象，手指是卯木之象，血为流动的液体，水之象。故切脉以水木为用。

时间诊法及辨证与九宫诊法及辨证

一、首先介绍时间诊法及辨证

《内经·素问》中司天、在泉的论述和《伤寒论》中六经欲解时的应用为时间诊法及辨证提供了一个方向。

司天、在泉主要应用于年，是一年的大象，应用时却受着地区等因素的干扰，准确度一般。而六经欲解时虽然也受天气、地理位置等因素的影响，但每日均可以验证，应验机率较高。

在年、月、日、时四个时间单位中，年、月是阴阳相配的组合，日与时是阴阳相配的组合。以《周易·乾》同声相应、同气相求的观点，年与日属阳，互相感应。月与时属阴，互相感应。六经欲解时理论同样可以应用在月上，比如太阳病欲解时从巳至未上，换成巳、午、未月就是从立夏到立秋之间的三个月，太阳病的发生机率非常低，即使患了太阳病，从病情程度上也比冬季轻了许多。

月的五行属性除了应用在六经辨证之外，还代表了五脏的盛衰，但前提是年的五行属性不能制约月的五行属性。

己丑年腊月，一西医女医师产后，患哮喘，多在半夜发作不能入睡，食欲减退，两手颤抖，双肩关节疼痛。打电话问我服什么药。我考虑到患者是剖宫产后所患之病，必与术中失血，坎气大伤，导致气阴两亏有关，食欲减退多脾虚不运，两手颤抖多是阴不养阳，阳气妄动，双肩关节疼痛为气虚之后外感风寒湿邪，就嘱其自买附子理中浓缩丸、十全大补丸服用。几日后我回老家过年，半个月后上班。她说："服完我开的药后食欲大增，手颤、肩关节疼痛都好了，就是哮喘没有什么改善，半个月内找了多个内科权威专家，嘱其用抗生素加激素静滴无效，五百多元一支的多索氨茶碱也无效，问我用汤药能不能治，我诊其脉右寸气滞，右关尺微。其症夜重昼轻、遇冷加重。我说："当然能治。"

处方：桂枝10g，白芍15g，甘草15g，杏仁10g，厚朴10g，麻黄15g，干姜10g，细辛5g，五味子10g，附子10g，代赭石25g，丹参20g，山茱萸10g，巴戟天25g，骨碎补25g，菟丝子15g，蝉蜕5g。3剂。（笔者提示：此方开于2010年初，当时我还没有悟到五味体用论，用代赭石与二诊中的紫石英实为不当，为体现真实性，我未删减，望同仁不要完全模仿此方。）

二诊：哮喘减轻，心情好了许多，以前哮喘之时有绝望感。现只是膝关节无力。将一诊方中代赭石、丹参替换成紫石英25g、陈皮20g，加牛膝25g、茯苓15g、人参5g。

三诊：电话中说哮喘大减，早晨偶咳四五次，黄痰。膝有力。

处方：以桂枝汤加厚朴、杏仁、麻黄、鱼腥草、连翘、桔梗、仙鹤草。

以后此病基本稳定，但因生气、饮食生冷、过劳、熬夜后常复发。她自己先用药不效后，再按我以前用的中成药还是不效，最后问我应服何药。我以病因辨证处以中成药，每次都能缓解，只因每次发作的喘病因不同，而导致用药不同，几乎每个中成药的说明上都没有治喘的描述，她在感到疑惑的同时，因病情的缓解常感到惊奇。半年后，到了庚寅年夏天，有人劝其找"通灵"之人问喘何时能彻底好，她先后找了两个"通灵"之人，巧合的是均让其到她家正南方找一属鸡的大夫诊治。回来后对我谈及此事，我笑着说："我这个不属鸡的大夫得暂时歇歇了，不过你如果没治好的话，在过中秋节的那个月找我，我应该能把你的病治好。”

后来，她到南方找到了一个属鸡的中医大夫，开了三天的汤药，效果不明显，就没去复诊。

转眼间到了中秋节，她的病再次发作，求治于我，经询问后是夜间受寒后而诱发。

处方：麻黄10g，蝉蜕10g，桂枝10g，白芍10g，干姜15g，细辛5g，五味子10g，甘草10g，人参5g，党参10g，白术10g，百部10g，紫菀10g，仙鹤草25g，桔梗10g，川椒10g，旋覆花5g，附子2g。3剂。

服后感到效果非常好。直到辛卯年1月，吃了一次汤药之外，再也没有因哮喘服中草药，只在服寒凉之后吃了几次附子理中丸。她常对我及其他同事说：“我的喘真的好了。”

我在庚寅年夏天为什么说她的喘要在中秋节那个月才能好？因为她是肺气阴两虚之人，多在过劳后发作，平素又喜多言，中气早已受损，平时发作后含有人参、党参补气类的中成药没少吃，但只是人为地为她制造一个肺气充足、营卫调和的环境，对脏腑久病的修复必须要有天时、地利两个大环境允许后，医生的药才能发挥最佳的疗效。而中秋节所处的月份是酉金之月，酉金当令，肺金受其感应，由弱变强，年支为寅木，一般不克酉金，年干为庚金，为金运太过之年，均有利于肺气阴两虚者的康复。酉月暑气已过，冬气未至是气候平和之月，利于病人康复。

时间诊法及辨证是时间中医学的一部分，必须熟练掌握天干、地支之间的关系才能应用自如，症状固定在每天同一个时间发生者，应考虑时间干支之象，经过董乾阳几年的验证，若明此理，较其他四诊之象更可靠，更明显。

一般而论，无论何种症状，在夏天或中午减轻，在冬天或夜间加重者为上焦中焦阳虚证，常兼风寒邪。又可见于实寒证。

无论何种症状，在冬天或夜间减轻，在夏天或上午至中午加重者，为肺肾阴虚或心肝实火。固定在寅时发病者，如咳嗽、恶心为经络闭塞，多为寒邪所致，也可见于阴虚不能制约阳气。寅时欲泄泻者为下焦阳虚有寒湿，寅时阳气旺阳盛排阴之象，又见于脐周受风寒二邪。

二、下面简单介绍一下九宫诊法及辨证

九宫诊法及辨证是我在学习《易经》及其衍生的术数类知识后，又见到先贤彭子益的《圆运动的古中医学》，觉得两者可以有效融合，成为一个新的理论体系。

九宫八卦诊法在民间早已有人应用于临证，只是没有形成完整的体系。九宫辨证是以九宫诊法为基础，又要有中气左升右降等相关理论的参与，最终确定病变的部位与性质，及传变规律。在应用时，常与时间诊法及辨证相互配合，时间为阳，九宫为阴，阴阳互补，可以万全。

几年前，我与任亮谈到我想将九宫理论用于辨证论治，任亮将此事与王金光老师提及，恩师说："对脉诊达到一定层次后，完全可以将九宫理论用于脉诊。"可见九宫理论的可操作性之强大。

临证中我常将九宫诊法用于望诊及问诊，还可将其用于闻诊、触诊。

对九宫诊法及辨证感兴趣的同仁，应将本书前文的八卦类象等内容熟练应用后，方知其奥秘。

九宫圆运动

古中医体系的方药应用

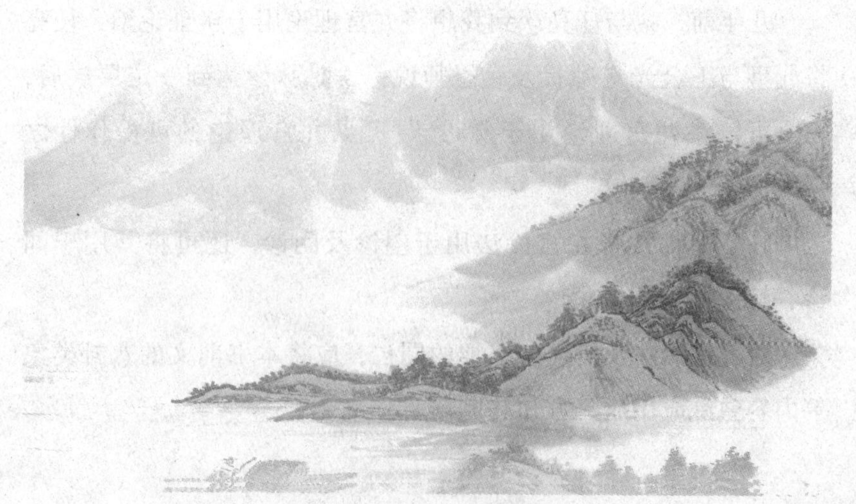

方剂的作用次第与卦气传递

内服方剂的目的是使人的疾病恢复到平人的状态。疾病用八纲辨证分析之后，必会得出或阴证或阳证或虚证或实证的结论，用藏象学说分析，一定会得出与五行有关的结论，既然与五行有关，就会与河图洛书、九宫、八卦、十天干、十二地支之象有关，只不过越来越深入细致，也越来越艰涩难懂。疾病的象就是五行的象，平人的象是中之象，方剂之象是克、泄耗实证疾病的阴阳五行之象，又是生助虚证疾病的阴阳五行之象。

本篇为对应中气的左升右降，各选了一个代表方剂，来阐述卦气传递与方剂作用次第的密切关系。

补中益气汤是中气左升的代表方剂，出自补土派创始人李东垣。李氏对易理有着深入的研究，虽与九宫圆运动理论有着明显的不同，但其创制的补中益气汤妙合了九宫圆运动理论中的卦气传递观点，下面我用比类取象之法看补中益气汤是如何助中气左升的。

方中党参补中气生津液补艮宫中丑土，白术、陈皮健脾祛湿，补丑土之所喜，前文中气论已言：脾本有适度之水气，又需少许温燥之气，则左路初升。上三药正应此语。黄芪甘温，为温阳五虎将之一，即温脾土之气，又温升肝木之气，为艮宫中寅木之象；柴胡《本经》言："主心腹肠胃结气，饮食积聚，寒热邪气，推陈致新。"饮食积聚为土多之象，最能疏土者五行为木，陈为阴，新为阳，推陈致新之意应日出的卯木之象，居震宫。升麻，《本经》中对其灵异功效的描述及麻字均为巽木之象。当归补血，《本经》谓“主妇人漏下绝子”。作用于坎宫。甘草补中宫之气。诸药合用，对左升之路各宫均有助益，高效性是必然的，最具特色者是在补中土、艮土等药之外加上助震宫、巽宫之药，是其他左升之方剂不具备的。

下面我们看一看《伤寒论》中治疗“伤寒解后，心下痞硬，噫气不除”的旋覆代赭汤。我认为它是右路初降的代表方。

方中旋覆花用三两，陶弘景《辅行诀》曰：“味咸皆属火，旋覆花为之主。”属离火欲降；生姜五两，如此重剂以降坤土止呕为主，半夏未土之象降胃，人参补中气补肺金，作用于兑宫、中宫，代赭石，赤色、矿石，乾金之象，大枣为果实，暗红色，补乾宫戌土之体，甘草补中气。诸药合用，从有右降之意的离宫到降象明显的坤、兑、乾均有助益，故有人将其用于现代医学的反流性食管炎，各种呕吐等症，疗效显著。

用此方法验证许多经典高效方剂均可得出：因何取效？作用于何宫？对其他脏腑有何影响？细化了方证对应之理。对临证常用方剂如小柴胡汤、麻黄汤、理中丸、封髓丹、金匮肾气丸、引火汤、四逆汤等方剂都可用卦气传递论分析。

通过以上对卦气传递的论述，应该知道一个圆周的卦气传递不过是中气左升右降在八方宫位中的一次旅行。

浅谈中医临证处方的基本原则

我的挚友、在辽宁省盘锦市执业的任亮中医师，一次与我通话中谈到“中医书籍看了不少，但没有一本书教人如何开处方”。我听其言回忆自己所读之书也有同感。下面我将临证处方的一点思路与大家分享：

（1）根据望、闻、问、切四诊或其他诊法所得的辨证结论将患者之病分为阴证或阳证。如果是阴证，我们用药就要以辛、甘、温之阳性药物组成的方剂；如果是阳证，我们用药就要以酸、苦、寒之阴性药物组成的方剂。此为在调候的层次立法。

（2）视中气的盛衰情况与病情深浅来确定君药臣药的剂量。此为守中用中论的应用。

中气的盛衰，可以通过望舌苔之薄厚，体形即阴质的多少间接反映阳气的蓄量；也可通过眼神的敏锐程度、说话声音之大小、食欲如何、二便次数来推断。

病情的深浅以患病的部位由浅入深的传变来判断。一般来说由浅入深的传变规律为皮毛→腠理→经络→四肢→六腑→五脏→肾。其中下肢膝关节以下的疾病较难治疗。

病情的深浅可参考时间因素，一般来讲病程时间长者病重。如果中气不甚虚者，以单刀直入的将材之药为君。中气虚者以补中气，围护中气左升右降之药为主，兼以祛病之药。

病情的深浅还可以用舌诊、脉诊来判断，需参考中医名家经验与相关书籍，甚至是嫡传弟子才能掌握。

（3）针对疾病首次发作的象，包括因何种外邪或内伤七情而发病、发病当时病人是否处于一种五行之性明显的环境，来综合分析加入针对疾病起因的药物。病人体质的五行外象，与所患证候五行相克者或与病因相克者，加入少许平衡五行之药。

又要针对疾病缓解期的诱发因素用药。

还要加上使疾病缓解因素相同五行的药物。如胃痛者，遇冷加重，得热痛减，应用温中散寒之药。

此为审因论治的应用。

（4）以脏腑辨证者，当确定是何脏腑患病后，将其带入后天八卦图兼顾其落宫的前、后宫位，用药以五味体用论为指导思想。并根据四季的五行特点、地区差异、体质差异将君药、臣药的剂量调整到较为适中的剂量，此需要广学名家经验，更需自己在临证中的长期积累。

（5）对方剂的选择应多用经方、古方、著名医家的成熟方剂，少用自拟方，因为经方与其他著名方剂，历代使用人数众多，一旦出现不良反应可总结经验，吸取教训，部分轻症者用相应的方法可及时纠正。自拟方药物偏性一般者，但用无防，药物偏性明显者，一旦失误，无前人经验可寻，只能自想对策。如对《辅行诀》能正确应用者可不拘此论。

（6）在方剂及药物剂量确定后，依病人体质、兼症等其他因素对方剂适当加减，最好不要在无方剂原形、原意的前提下，用几种同类药相须而用。新病少用加减，久病多用加减。

方剂与证候是对应的情况，必须考虑体质因素。

当所用何方明确之后可加入各位名家的“药对”或“角药”，以提高对杂病治疗的效果。

（7）在开方，甚至是抓药、煎药时，不可谈及杂事。尤其不能谈是非恩怨、恐怖暴力事件。一是可以减少失误，二是因为医者意也。此与茶道有相似之处。

（8）用辛散之药七日以上者，如果病去大半，应考虑在适当之时加入收敛经络、补肺养血之药，以恢复气机升降，经络之开合。如遇气阴两虚体质者，用辛散药后，表证虽解，但愈后易鼻衄，或见不得一丝寒气。

（9）高龄患者或气阴两虚骨瘦如柴者，圆运动本已不圆，如患上慢性支气管炎、支气管哮喘、肺气肿、肺心病、荨麻疹、神经性皮炎等属太阳病、少阳病、阳明病时，常会用到麻黄、柴胡、大黄等开破之剂，当病愈将半之时，应减少辛散开破之药的剂量，加大补中气、固肾气之剂，不可图其病愈之快，而用原方继服，或加大辛散开破药的剂量。此为笔者及几位同学共同总结的临证经验，都是在对患者初诊、二诊后医患双方都认为疗效十分满意之时，突然出现了中气大虚而晕厥、跌仆、不思饮食等他证。医者可能会想到此处，但是，补中气药物的剂量、味数往往小于开破之药，意外的可能性也就提高了。望同仁切记！

（10）我们医者辨证准确后，不是见阳虚证，用上温阳之剂就可以取效；也不是阴虚证用上滋阴就万事大吉；更不是太阳风寒表实证，用上麻黄汤就能发出汗来。单纯上焦阳虚者，以温中焦之药，当中焦阳气充足后自然上升到上焦，此即无为而治。所谓单纯上焦阳虚，指肝之升发正常的上焦阳虚。当治疗上焦阳虚后期，视肾是否亏虚，再考虑是否用补肾药。

中焦阳虚，先以附子理中丸治之，再以十全大补丸补经络之气血，最后用补肾药。

下焦阳虚以补下焦之阳为主，补中气为辅，为后天养先天，但一定要照顾上焦之阳，用药初期一般不用肉桂，如用之易气短，还须调整肾阴与肾阳的比例。

上焦阴虚不容易治疗，因水欲升腾，必须要下焦有足够的火，中焦还要正常，肝气更要畅达，水才可达上焦。

下焦阴虚易显效，因水往低处流，但阴能否补得适当，还要参考阳气的多少、中焦是否健运。

最后，我根据守中用中论、五味体用论，强调一个非常重要的处方原则：春季不宜重用、久用辛味药与酸味药；夏季不宜重用、久用咸味、辛味药与苦味药；秋季不宜重用、久用酸味药与辛味药；冬季不宜重用、久用苦味药与咸味药。不宜重用、久用不等于不能用，其中的道理希望同仁用心体会。另外，老年患者现虚证，用药时常出现虚不受补的现象，故以补虚之剂中应佐以行气活血、通络开窍之药。

中气的补泻之法

中气源于脾土左升与胃气右降共同作用而产生，从九宫图观脾土居艮宫，艮宫之气来源于坎宫。胃土居坤宫，坤宫之气来源于离宫。

先贤郑钦安在《医理真传》中写到："至于用药机关，即在这后天脾土上，仲景故立建中、理中二法，因外邪闭其营卫、伤及中气者，建中汤为最；因内寒湿气，伤及中气者理中汤如神。内外两法真千古治病金针，医家推测，惜人之不解耳。"

补中气之法有三种：

一是直接补中气。用药炙甘草、人参、党参、黄精、大枣补中气兼生津液之药配伍白术、干姜补土燥湿之药，使润燥相济。补中气即是补土气。土之性有以下特点：甘、杂、壅滞。所以补土气之药应味数多，剂量在中等剂量偏上。为防止壅滞之性太过可用少许升麻、柴胡或甘松、陈皮、苏梗等行气之药。经络闭塞者，不可单用补中药。

二是虚则补其母。欲补坤、艮二宫，应先补离宫与坎宫之气。补离宫之气多用中等剂量附子、黄芪、红参、红景天等。补坎宫之气视肾中阴阳盛衰情况。普通的坎宫之气不足，我常用生地、熟地、胡芦巴治疗。

三是使中气集中，使脏腑中气总量增多，外周经络及肢体中气总量减少。此为收涩药的使用。药王孙思邈在《千金方》中言："六月常服五味子，以益肺金之气。"就是使中气相对增多，而补中气之法。

张锡钝又以大剂量山萸肉治脱证，也是挽救中气之法。

泻中气之法有三种：

一是以风药散气。麻黄耗散中气之力最强，服麻黄配桂枝、乌头、附子后不可触冒风寒。因经络已开，风寒最易伤卫营。

二是土多壅塞，以木来疏土。观九宫图艮宫脾土之气将传递于震宫肝木，助震宫肝木者为柴胡。

三是用金性右降之药，以旺金泄土。观九宫图坤宫胃土之气将传递于兑宫肺金，乾宫命门、大肠。用郁金行气、杏仁降肺、赭石降胃、大黄荡涤肠胃。

《内经》云："寒伤形，热伤气。"导致中气消耗的因素有在高温或寒冷之处久留，大小便频多，呕吐，咳嗽，流涕，吐痰，失血，遗泄，流泪，出汗，多言，过劳，失眠，上网，思虑过多，妄想纷纷，听刺激音乐，饮食黏腻、生硬，进食过多，长期饥饿，饮酒到头晕、出汗；其他慢性疾病。

补中气药的五行观

九宫圆运动理论的核心是中气，中气升降失常，则圆运动不圆，为诸病的产生创造了先决条件，故将补中气药以五行之象简述如下，以便于与藏象学说及脏腑辨证高效衔接。

黄芪，属土中之木气。凡四肢、头颈诸病与中气虚相关者，均以黄芪为君。因病证或剂量的不同，而现左升右降之异。

生晒参，属土中金水之气，肺气阴两虚证的气短、口渴、乏力等虚象非生晒参不可。虽有生津之能，却少有助湿之弊。

红参，属土中火气，心气虚诸证多以此为君。

党参，属中土之气，虽以补中气为主，又可生津液，较为平和之品。

黄精，属土中水气，补中气，生津液、填精髓。黄精是道家修行之人最为常用的养生之品。笔者认为是根类中药煎汤后，口感最佳者。

山药，属土中金药，兼禀水气，助湿之性甚于黄精，是补中气药中最易湿脾之品。在补气阴之中兼俱收涩之性。

炙甘草；属中土之气，大剂量应用多现艮土之象。

大枣，属中土之气，外貌现乾象，故大肠诸病多以大枣调补中气，如四神丸。乾为下焦宫位，卫气本出于下焦，所以，调和营卫常用大枣与他药配伍。

补肾他说

现代社会，多数人整日忙于工作，闲暇之时又多去外出应筹，加上丰富的夜生活，以酒为浆者众多。铺天盖地的补肾广告时刻提醒人们："肾虚"该补一补了！其言多属狭义的"肾虚"，有的实为肝气虚。近年来，大部分补肾中药饮片的价格较其他中药涨幅大，也从供求关系的角度验证今人多喜补肾。

肾为先天之本，水火之宅，元阴元阳居之。《素问·六节藏象论》曰："肾者，主蛰，封藏之本，精之处也，其华在发，其充在骨。"肾主纳气一说实为封藏之能的延伸。肾中元阳是中气之根，故单列一篇，突显其重要作用。

有些医家认为肾无封藏太过之病，我的观点是：肾水封藏太过，如同冬季过于漫长，中气难以左升，巽、离、坤三宫易有病象。

我在临证实践中的体会，加自己口尝各种单味补肾类中草药，认为最接近肾阳特征的植物类中药为肉苁蓉，最接近肾阴特征的中草药为地黄，而且是生、熟共用方显其应肾阴之象。

肾阳虚证或肾阴阳两虚证用肉苁蓉30克到50克于复方或单味服之，易出现头面部疖肿、口疮、牙痛等症状，共有三个不同年龄段的人出现此象，去此药的方剂，上述诸症大减，可见其火性胜于其他温肾阳药。肉苁蓉是温补肾阳的中草药中唯一一个咸味温性的药，咸味属火，补肾之体，饮片色黑补肾之用，其性虽热，但不辛燥，《本经》言："主五劳七伤，补中，除茎中寒热痛，养五脏，强阴，益精气，多子，妇人癥瘕。"我认为肉苁蓉是最适合作为补中气药之“根”的药，但剂量不宜大。

生地黄：味甘、苦，性寒，色黑，应肾之用，然苦味不足，用于补肾后期可与味苦的胡芦巴配伍。《本经》言：“逐血痹。”有灵动之象为补活水之品，又可养血治血虚生风的瘙痒，故为皮肤病常用之药。

熟地黄：色黑亮，质黏腻，从其外观取象，具备植物药中水象之极。用之得当，滋肾养血，用之不当湿土腻中，甚至水多土流。生地与熟地同用，应坎中二阴之象，一般病证，生地的剂量等同或略大于熟地的剂量，再与温阳之药配伍，方为完整的补肾。

锁阳：生品色棕红偏暗，口尝微涩，甘，性温。制锁阳色黑干枯，味甘，无涩味。其生长之处地不冻、不积雪，足见其温热之性。锁阳配桂枝，比例为6:1治疗阳虚肢冷、黑眼圈胜于十全大补汤加其他温阳之药。因命门火衰不兼他证而便溏者，服锁阳大剂量或肉苁蓉不但不滑肠，反能实大便。又常用于治疗肾虚骨痛。

巴戟天：味甘、辛、性温。为补肾药中口感最佳者。饮其汤液，无辛味，但辛开之性体现在中气虚者，有两例于复方中服后腹泻日3~4次。另一例单味巴戟天40克，腹泻。二者药材产地均不同，同仁若遇此象，不要感到困惑。巴戟天《本经》言：“主大风邪气。”是一味平和的补肾之品，肾虚诸症均可用之。

仙茅：又叫山党参。性热，味辛，常用于肾阳虚兼下肢寒湿痹证者。其特征外观为十分干硬的根茎，用于补肾阳，也应加性柔润之药佐制。

补骨脂：苦、辛、大温。是最难下咽的补肾阳类药。肺气阴两虚体质者，现五更泻属脾肾阳虚证时，稍过服补骨脂，就会出现痔疮、声音嘶哑、气短等症状。四神丸证轻度、中度患者，一般用胡芦巴30克、益智仁10克到25克、五味子5克到10克稍加调中药即可显效。四神丸证重度患者，补骨脂一般不超过10克，一般不用附子，若用附子要么大剂量，要么只用3克，而且要加肉桂3克不后下。若用中等剂量附子可将下焦阳气引入中上二焦，反而剧泻难止。任何一种药，它的性味越是雄烈，越是说明它的疗效非同一般，关键看方中与何药配伍，辽宁省朝阳市有一位张老中医，是任亮医师的师傅，善用补骨脂，遇阴阳两虚证，用补骨脂25克配合生地、玉竹、麦冬、仙灵脾，疗效显著。

菟丝子：味辛、甘，性微温。此药是多数中医喜用之药，可阴阳双补又以安胎见长。但大剂量单用40~60克，偶尔会有火太过聚于下焦之象，如尿道刺痛等，并且有豆类的特点，多服易大量排气。

益智仁：其温燥之性弱于补骨脂。我多用于夏季食海鲜后的泄泻者，常用10克与葛根、土茯苓、紫苏叶、白头翁配伍。大剂量用益智仁有左升之能。

烫骨碎补：口尝无辛味，微苦，用30克单煎未发现有任何不良反应，自认为是最平和的补肾药。善于活血止痛，肾阳虚兼下肢寒湿或瘀血痹痛者，常与松节、刺五加同用，尤其治疗牙痛及各种骨痛，是必用之品。

制何首乌：色黑、质硬。苦味不显，常与地黄伍用，治疗肾阴虚，髓海不充，更多用于阴阳两虚证，又可与各种藤类药合用治疗皮肤瘙痒。其助湿之性远小于熟地、生地、枸杞子。

枸杞子：产于宁夏、甘肃、青海，以宁夏的质量最好，三地属于西北为乾宫，枸杞子色红为果实乾象，肾阴虚兼脾土湿，需与砂仁等燥药合用，此药虽以滋阴为主，但红色果肉以显其火象，不可轻视。

一般而言，中等剂量的补肾阳药，在胃、肺功能正常时，可将阳气引入下焦，只是程度的不同。大剂量的辛味补肾阳药如补骨脂、仙茅、生仙灵脾、益智仁均可现左升之象，防碍肺金右降。中等剂量的补肾阴药，均可碍脾之左升，应少佐温燥之品或用饮食佐治。

从肾主蛰藏，肾体咸用苦的观点出发，无论用补肾阳药，还是补肾阴药，最终必要达到肾的蛰藏之性突显，才能达到《素问·生气通天论》中所言："阴平阳秘，精神乃治。"

常用中药临证应用心得

我在临证中处方用药，主要以四诊提取异常之象，兼用时间或九宫诊法等，提取五行旺衰、生克信息，然后分清主次，以守中用中思想为用药之基础，患者有木火之病象，就用金水之象的药；患者有金水之病象，就用木火之象的药。四诊中以询问患者最初发病的时间、空间环境、起因、与初病之时的心里状态，及诱发因素，是我立法、处方、用药的重要线索。

运用中药来治疗疾病应该知道同一种药物，同等剂量治疗同样的证候，在不同的时间服用，其疗效、作用部位会有较大差异。因为时间同样是一味中药，而且是力量较大的中药，它具有寒、热、温、凉的四气同样具有升降浮沉之能。年、月、日、时的五行属性，即是药性，主要以月五行、时五行、做为一般疾病的重要参考因素。

还应知道同一种药物、同等剂量，治疗同样的证候，在不同的地区所产生的效果、作用部位，可能会有些差异，甚至有较大差异。因为地区之间有寒、暖、燥、湿之别，又有风力、气压等差别，都会影响人体的内环境，故用药后可现不同之象。

更应知道，同一种药物、同等剂量，治疗同样的证候，在不同年龄、不同种族、不同职业、不同性别的人，应用后会有不同的效果，甚至截然相反的现象。

特别要注意的是，同一人，用同一种药物，大、中、小剂量，所体现的作用部位，左升右降的途径，会有明显不同，尤其是附子、黄芪、柴胡。

一、麻黄

《神农本草经》云："主中风，伤寒头痛，瘟疟。发表出汗，去邪热气，止咳逆上气，除寒热；破癥坚积聚。"

上述各种功效，除温疟外，都可用开肌肤，腠理经络之能来解释。麻黄是茎类药，采收之后一年内绿色不减，其左升之能从外观上已得到充分体现，因麻黄色淡绿，形细长，主要入巽宫，巽宫之病以经络堵塞多见，麻黄的辛开之性，正好对治其病，麻黄善治皮肤刺痛，瘙痒是开肌肤腠理经络的最佳体现。

我在读辽宁中医药大学之时，曾患此顽症，每当体力活动后，欲汗出而没有汗出之时，或与他人谈些高兴的事情时，气血刚被调到上焦，就感到胸以上至头部兼背部，像有无数个针尖扎到我身上一样的难受，会持续几分钟，随着气血的下降，针刺样疼痛渐渐消失，看看中医内科学、中医外科学、中药学、方剂学，都没有对此病的描述。又去书店看了几个皮肤科专家所写的书，只有一人描述此病，方用生石膏、生地、丹皮治此病。我照其方法，吃了一周左右，服药当时没有什么效果，但停药后感觉此症状有部分减轻，当时认为是热症。后来发现此病在每年刚入冬之时发作频繁，就又服上方一段时间，几乎每次都是停药后可以稍微减轻，就这样过去了大约 3 年的时间。一次，我见家里有两盒防风通圣丸，心里想教方剂的老师曾说过："有病无病防风通圣。"出于好奇，就吃了几天，感觉四肢很轻松，但力气好像没有以前足了，一测血压高压、低压均低于正常，尿量增多、大便溏、腰部晨起发胀，就停服了。多日后，发现困扰我多年的皮肤刺痒没有发作，认为可能与服用防风通圣丸有关。

此年的冬天又来到了，我的皮肤刺痒又发作了，此时想到了防风通圣丸，就服了两天，约第二天就感觉到刺痒感消失了，此时我如获至宝，因药内有大黄、栀子、滑石、石膏、黄芩、连翘等大队寒凉药，就认为此病是热证无疑。

几年后，我对经络有了一定的认识，此年秋冬交替之时，皮肤刺痛，瘙痒再次发作。此次明显感觉是外感少许风寒后感到皮肤刺痒，分析该病的根源为营卫之气不足，不能外卫肌表为本。受风寒侵袭后，体表经络收敛，防止风寒入里。当卫气上行之时，体表经络依然处于收敛、关闭状态，气血郁滞于经络，仍然无力打开闭塞的经络，气有余便是火，故有灼热、刺痛、痒。此表热之象因营卫虚弱而产生，为标证。《灵枢·痈疽》曰："营卫稽留于经脉之中，则血泣不行，不行则卫气从之而不通，壅遏不得行，故热。"急则治其标，疏通经络，兼祛风寒。

处方：

麻黄 10g　刺蒺藜 10g

服两剂后，皮肤灼热、刺痒感消失。从此以后，虽偶有发作，在餐后洗个热水澡就好了。现在终于知道服防风通圣丸后起效的机理了，不是方中的寒凉药物所起效，而是麻黄温通经络后，卫气营血流通无碍之故。

麻黄的开通经络之力，常用于太阳病的咳嗽、哮喘、痹证、水气病、头痛、腰痛、颈椎病、鼻炎、鼻窦炎、咽炎、喉炎、扁桃体炎、支气管炎、肺炎、肺气肿、肺心病、肾炎、太阳不开的不寐、太阳不开的癔病、太阳不开的泄泻。

用麻黄能否发汗，取决于中气的盛衰、外界的温度、麻黄的剂量与配伍。

用麻黄剂恐患者心悸时，可仿李可老师经验加入等量的蝉蜕，大部分在不去浮沫的前提下，不会心悸，但也有部分人仍会心悸，用麻黄15克以上时，还是嘱其去浮沫更为妥当。

老年人现麻黄适应证，用麻黄时，必用其两倍剂量的人参或三倍剂量的党参或同等剂量人参加少量白果或山茱萸。若方中还有桂枝或细辛，不可一张处方超过3剂药。因麻黄开经络之力峻猛，必厚其脾胃、补中气，甚至微敛经络，以防止脱证出现，老年若现麻黄适应证，如过用麻黄后，有一部分极易变成脱证。

先贤郑钦安在《医法圆通》中写到：“喉痛饮滚；咳嗽不已；气喘唇青；身痒欲死等数十条元气离根，阳虚将脱危候，情状虽异，病源则一。”上述症候多虚实兼现，粗看似麻黄适应证，细诊则有脱象。同仁在给老年患者诊治时，必要非常小心。

无论青年人、中年人、老年人，服麻黄剂后均有四肢无力者，此为麻黄的剂量与补中气的剂量之比例不妥当所致，或未加入补中气之品。

二、桂枝

桂枝外皮暗红，象意为可入血分，可以活血化瘀，微有辛香之气，可入上、下、内、外。邹润安《本经疏证》谓：“其用之道有六：曰和营，曰通阳，曰利水，曰下气，曰行瘀，曰补中。”其用途之广，胜于麻黄，而开经络之力不如麻黄，热力胜过麻黄，故因寒邪袭表之痤疮，多用麻黄；因过服寒凉而患痤疮，多用桂枝。

平素中气虚者，若生活在较寒冷之地不仅是服桂枝汤后应喝粥，甚至服麻黄汤合附子理中丸，或合补中益气丸也要喝粥，而且必须是新做的大米粥，其他的粥或面汤均不可。尤其是在东北三省或其他寒冷之地。因先师张仲景居河南省，气候比东北三省温度要高许多，腠理也较北方人疏松，所以服麻黄汤后不须啜粥。

生活在东北的中气虚者，患风寒感冒后是另一种现象。2011年冬天，我在大连患风寒感冒后当日煎服麻黄、桂枝各30克，日三服而不汗出，第二天用上方加生姜30克，后服热粥，汗出，但不畅。第三天加服附子理中、补中益气浓缩丸各80丸，兑入汤药中再煎，再喝热粥汗出较畅。

为什么中气虚者外感风寒之后即使是麻黄汤证也应喝粥呢?《素问·评热病论》曰："人所以汗出者，皆生于谷，谷生于精。"中气主要来源于谷气，平素中气都虚，病时必大虚，故寒地欲发汗者无论用何药，用何法，必喝粥!

里热证误认为是桂枝汤证，误服桂枝汤有消化道出血的可能。

先师张仲景在《伤寒论》中言："凡服桂枝汤吐者，其后必吐脓血也。"

三、细辛

在温阳类药中，细辛的辛味仅次于吴茱萸。彭子益在《圆运动的古中医学》谓："细辛降诸寒冲，专下水气，最利二便，阴虚忌用，肺家有寒水冲者，此药神效，否则极伤肺气。"凡是辛味之药都伤肺气，因辛为开，肺金为降，为敛，是逆肺金右降之势，对于肺脏病，用辛味药宣肺，多是经络被寒邪收引，或水多金沉之象。为调候之意，不可过也。

我在临证中用细辛5克以上时，必配人参、党参、甘草，以防止辛燥伤肺，又可以使已被打开的病处经络，开的时间更久。

主要用于肢体关节疼痛、头痛、牙痛、胸痹心痛、中风偏瘫等。

四、生姜

生姜的辛温发散作用主要体现在肺、脾、胃。如风寒感冒后，如无他药，可用生姜 25 ~ 50g，红糖一汤匙，水煎开 3 分钟左右，即饮，可发汗解表，但对于骨瘦如柴者，生姜同样伤其肺络，轻者声音嘶哑，重者鼻出血，此症状为调候过度，可在风寒欲解之后，服几日山药或银耳、以养肺络。此伤络非太阳病欲解之“红汗”，一旦冷暖空气反复刺激鼻黏膜，或饮酒之后，均易出血。

生姜片是恩师王金光最喜用治胃之药。每日服 1 次即可，应坚持一个月到半年不等。对于大连这座沿海城市的患者，中土最易湿化，用生姜调候是最佳选择。

五、附子

《本经》：“主风寒咳逆邪气；温中；金疮；破癥坚积聚血瘕；寒湿痿躄；拘挛膝痛不能行步。”

对寒邪可以引起癥瘕，《本经》已有提示；除了《本经》所言，火神派对附子的应用又丰富了许多，但附子性如烈火，临证中易出现各种反应，在此对我所经历过的正常服药反应，及非附子适应证候及剂量阐述如下：

服附子剂后，如有胃中似水沸腾时的感觉，为寒湿被附子所化，如出现剧烈腹泻，为腹中寒湿被阳气迫于体外，严重者可带有血丝。一般不用理睬，但久病、重病、老年人现此反应后，应用人参、山药、山茱萸、甘草大剂量顿服，以防气随津脱。此反应和大青龙汤发汗一样，为杀敌三千自损八百之法，均有亡阴亡阳之后患。青壮年排完寒湿后则为病愈之始。

有服后出现肛门频频排气，气味浓重者，或多日不大便者，为附子将下焦之阳引入中焦，火生土，中焦腐熟水谷太过。多日不大便，大便又黏腻者，为大肠阳气被引入中焦，大肠少阳气则大便溏。

又有服后多日神疲欲寐者为坤宫、兑宫、乾宫、坎宫寒湿已除，离宫君火长期不能有效右降，得到彻底解决，君火大量降入下焦，故整日昏睡，待下焦阳气充足后，自然一阳来复，白天有精神，晚上睡得香。

服附子、乌头剂治疗痹证，出现原有疼痛关节痛势明显加重，甚至痛不可忍者，为痛处经络闭塞，中气与药的阳气到达此处的量越多，疼痛越重。治疗此症状应先去掉附子或乌头，以补肺金之气，通经络，化瘀血，甚至是祛痰之剂，我常用活络效灵丹加减，乳香、没药多使用5g，对中气虚者只用当归、丹参加黄芪、人参、麻黄、海风藤等。

肢体为木，经络为金，肢体内的经络为木中金；胃为土，胃中之经络为土中金。木中金易被火克伤；土中金，有土化火，反生金，故胃痛服附子剂胃痛加重，确属寒证者，忍痛继服，则病愈。服附子、细辛、干姜等温阳药后，出现周身怕冷，四肢比未服药之前还凉，稍遇冷水手指即痛者，为药物之燥热伤肺，肺不主气，此症状服十全大补丸约十日即缓解。

服附子理中丸或其他温散之剂，半年以上者，多有平时胃中感受很舒适，但吃一口凉性食物或水果、冷饮，胃中即感凉痛，此为温性药祛寒湿的同时，又伤了阴血，此类人相当于温室大棚的蔬菜、花朵经不起一丝外邪的干扰，此症状也是服用十全大补丸即愈。

我们治病过程中，见实寒或虚寒证时，常会用到附子，按寒邪所在的部位，粗略地分为上焦受寒，中焦受寒，下焦受寒，细致地划分为乾 、坎、艮、震、巽、离、坤、兑八宫受寒。大家不要认为见了寒证用附子就一定会有效，能否取效，常与下列因素有关

(1）中气的储量及其升降之势。

(2）相关的经络是否通畅。

(3）肺的气阴储量。

(4）附子剂量的大小。

(5）附子与其他药物配伍后，形成的象是否直达病灶。

本篇主要论述第 4 条、第 5 条。

一般来讲，附子小剂量与辛甘温之药配伍，先作用于胃、肺与经络，经络如果不通时，它可使经络逐渐通畅，经过乾宫、坎宫，最终止于圆运动的左升路线，即艮宫、震宫、巽宫。

附子小剂量与熟地、何首乌、山药、山茱萸等甘酸药物或与代赭石、磁石、龙骨、牡蛎等介石类药物配伍后，主要作用于乾宫、坎宫。

中等剂量附子是会引元气及中气上行于中焦及上焦（即艮宫寅木、震宫、巽宫、离宫、坤宫、兑宫)，主要治疗脾胃虚寒证、肝木虚寒证、心阳虚、太阳病等。一般来讲，不配伍或另加一至二味酸甘寒类药物来佐制，而且佐制之品必是小剂量。

大剂量附子首先作用于坤宫，然后是中气，兑宫肺之气阴，乾宫命门，最后主要作用于坎水。当一阳来复之时，又会左升、右降一切恢复正常。正常之后如果继续应用大剂量附子，则会壮火食气，肺不主气，阴血被灼。

六、蝉蜕

李时珍《本草纲目》：“治头风眩晕，皮肤风热作痒，破伤风

及疔肿毒疮，大人失音，小儿噤风矢吊……”

以上所言前半段为风邪所致之病，能管制风木之五行为金，蝉蜕为黑蚱羽化时的蜕壳，为皮肤的另一种状态，肺主皮毛，故蝉蜕为金之性，其质极轻，故可治诸风邪之病，失音为喉部之疾，喉为金，故可增其金气。

七、黄连

脾胃虚寒证在辽宁省的大连、鞍山、铁岭、盘锦其发病率高于脾胃湿热证。脾胃在地支中常以丑土、未土代表。丑未土在术数界被称为杂气，人体的脾胃又何常不是寒热虚实杂气共同存在呢？脾胃虚寒证虽多见，但其中多隐藏着微量湿热。脾胃湿热证往往隐藏着脾胃虚寒证。故脾胃虚寒证屡治屡犯者，除了严格控制饮食生冷、黏腻食物之外，可用理中汤加黄连。因黄连苦燥，苦则右降，燥则祛湿，小剂量用之，即可取效。以五味体用论解释，苦为胃土与肾水之用，黄连切片其色黄偏入胃土，燥气是胃土本气，胃土久病，其本多伤，就不是胃喜润恶燥的层面了。

八、柴胡

《本经》云：“柴胡主心腹肠胃结气，饮食积聚，寒热邪气，推陈致新。”

其心腹肠胃结气，饮食积聚之证，为土气壅塞，应该用木性药来疏土。柴胡木之气明显，不但通心腹肠胃结气，还可通咽喉的梅核气，甚至可以治疗部分颈椎病、腰椎病，其前提是在寸口的相应部位，见到师门气郁之脉。

柴胡证现于老年人时，一般柴胡用5~7克足够。曾用小柴胡汤（柴胡15g、人参5g）两次发现60岁以上老人，他证虽然大大减轻或消失，但在凌晨2～3点时，一例眩晕，另一例晕厥，呼吸暂停，几分钟后自行缓解，说明柴胡开郁结之后，老年人的中气不能将血液及时供给心脑。

中气虚者，患大柴胡汤证，如以大柴胡汤原方下之，则腹胀更甚。

杂证当中，气郁证最常见，另因世人心量狭小，不能容别人对自己的无礼，所诊之患，不是易发怒者，就是易嫉妒者。常听到一些小孩子说："好烦哪"、"无聊"、"闷"，这些都是心理上的障碍，有气郁脉可凭者都应用逍遥散之类，让此类人逍遥一下。

九、小茴香

温下焦之良药，守而不走，温而不烈。多和温肾阳药伍用。常用于女性少腹冷痛，属非四神丸证者，与丁香3～5克相须为用。常用量7～15克。

十、胡椒

上能走表，中入脾胃，下入坎宫。性烈之品，发汗之力胜于生姜，故无病之人晚饭不可用胡椒调味。胡椒又治手足发凉效果极佳。但对于四神丸证的腹痛无效。

十一、肉桂

正宗的肉桂为棕红色，同乾之色，入命门补其火性，取象便知。

若下焦阴不虚者，现火不归元证，肉桂是引火归元力量最强的一味药，远胜于砂仁、龙骨、牡蛎、磁石、代赭石、牛膝等药，用肉桂 3～5g 入汤剂（不后下），引火归元一剂即效。但常出现气短现象，是将上焦之气一统降入下焦，故加人参、黄芪各 10 克加以佐制。肉桂若用于鼓舞气血则应后下。后下则肉桂辛香之味存于汤中，辛则开左路，故可鼓舞气血。

十二、刺五加

饮片中有刺五加皮和以根茎或茎入药的刺五加之别。味甘，微苦，性微温。常用于治疗痹证、骨痛、失眠见脾肾两虚证者。水肿多用刺五加皮。我在初学中医之时，曾服过刺五加片，睡前一小时服用较不服刺五加片时，入睡的速度、睡眠的质量都有所提高。又常用于心阳不振诸病。常用剂量 25 克。

十三、刺蒺藜

其刺锋利，以比类取象之理，正应了《本经》谓其："主恶血，破癥结积聚，喉痹，乳难。"此药是我治肝郁气滞、外风、内风所常用的一味平和之品。常用剂量 12～20 克。此药有服后过敏的报道，过敏体质慎用。

十四、当归

活血养血用当归时，初诊我多只用 5 克，如果二诊其不便溏者，才用 10 克以上。因为直接用 10 克以上剂量，多数患者反馈有大便次数增多、便溏，甚至腹泻。此象正适合老年人及阴阳两虚者所患的便秘。凡可"增水行舟"之药，都能伤脾气，因为脾喜燥恶湿，伤脾后，脾阳难以运化水谷精微，中气左升失职，诸证易发。故手足厥冷服当归四逆汤后大便次数增多者，应加砂仁等燥湿之品。

另外，不要忘记《本经》谓当归“主咳逆上气”之功效。

十五、乌梅

味酸，色黑，性平。《本经》谓“主下气，除热烦满，安心，止肢体痛，偏枯不仁，死肌，去青黑痣，蚀恶肉。”有些医家可能是根据乌梅有蚀恶肉之功，将其用于西医确诊的各种息肉。又曾闻铁岭市一位外科主任言乌梅有治愈牛皮癣的功效，方法是乌梅一个泡开水，随时饮用。我虽未用过此法，但我认为大部分的皮肤病用的治法可概括为：散、清、下、固、收。若遇其他皮肤病兼虚火不降者，不妨一用。

我在临证中发现夏季用乌梅的频率，明显高于其他三季，其除热烦满之功，是乌梅之酸味补肺之故。常用剂量 10～50 克。

十六、葛根

《本经》：“主消渴，身大热，呕吐；诸痹；起阴气；解诸毒。”治疗泄泻，我验证其有效剂量为 25 克。治疗颈部、头面部、五宫诸病多用 50 克。

十七、土茯苓

临证中以土茯苓为君药治泄泻有效剂量为 40 克。治疗头痛、痛风有效剂量为 90～130 克。

十八、忍冬藤

忍冬藤的适用范围大于金银花，通络止痒多用 20～35 克，常需要与络石藤、刺蒺藜配伍。又常用于面部痤疮与各种痈疖。

十九、绞股蓝

绞股蓝其地上部分以比类取象之法推断，应有降肺与通络之能。其苦味主要用于右路不降诸病。治疗痤疮常用20克。绞股蓝虽有多种人参皂苷，但其补益之力远逊于人参，可用于高血糖、高血脂的辅助治疗。

二十、丝瓜络

丝瓜络治疗痰核、风湿诸病用量多在30~90克。现代医学所谓的囊肿、息肉与痛风性关节炎常需重用丝瓜络。

二十一、鸡血藤

临证中血瘀、气血两虚、经络不通我都会用到鸡血藤，用量在20~100克之间。我认为鸡血藤以活血通络为主，补血之功较弱。对更年期自汗单用20克，水煎服。

二十二、桑枝

单味桑枝20~50克，水煎服，治消渴有一定疗效，又可利水消肿，又可用于治疗痛风，但要重用。我常用60克。

二十三、红景天

《中华临床中药学》谓："红景天，性能：甘、涩、寒。主归脾、肺经。功效：健脾益气，清肺止咳，活血化瘀。我在临证中体会到红景天对心气虚，大肠诸疾有较好疗效。常用量10~25克。个别女性患者反应，服后有反胃、恶心等现象。"

二十四、鹿衔草

鹿衔草有通、补、涩三个特点。通是指其有祛风湿之能；补是指可以强筋骨；涩是指可以治疗久咳、久泻。用量15~35克。

二十五、仙鹤草

仙鹤草是我治疗久泻、久咳、止汗的必用之药。是右路不降的常用药，具有补益乾宫、兑宫之能。用量20~100克。

以上中药是我在临证中的体会，下面再谈一个另类的体会。

2011年，我在火车上偶遇一四川籍中药饮片商人，我向其询问中药如何防虫，他说："每年五六月份用药熏杀昆虫，每年只熏一次。"

2012年，6月初，我突然想了解一下红景天，这个少见于一般中医处方中的草药。就自购了0.5公斤，又买了0.5公斤的胡芦巴。走在路上就能闻到方便袋里漂散出与驱蚊香包一样的味道，突然回想起四川药商的话，回家后将两包草药打开，放在户外风吹、日晒、雨淋。几日后仍然可闻到淡淡的化学香精的味道，仔细一看胡芦巴中有一个死苍蝇，一个死蚂蚁，一个死的似虻虫大小的昆虫。此事改变了我对中药材的观点，现在的中药与西药相比，谁的潜在毒性更大，只能凭运气决定了。

最后，推荐三种去除残留农药的方法：

（1）将中药置于户外，让其风吹、日晒、雨淋。此法容易使药材发霉。

（2）在开水中煮5分钟左右，再用清水洗一次。

（3）用臭氧机解毒。

方剂中的胃、神、根

在五版《中医诊断学》对平脉有这样一段描述："平脉有胃、神、根三个特点。"初学之时我只是记住了这句话，没有任何体会。当我对比类取象有些了解之后，不但理解了平脉胃、神、根的特点，还发现许多著名方剂都有胃、神、根三个特点，尤其是经方对胃、神、根之理体现的较多。

胃是后天之本，水谷精微先入胃，被胃气所化，丸药、汤药多是入胃之后，才发挥它们的作用。无论治疗任何脏腑的病，处何方、何药都要考虑到胃能否接受，有许多患者不喜服中药，说中药太苦。我也有此感受，还记得在幼儿时期经常患扁桃体炎，口服西药多无疗效，有几次静脉滴注抗生素加地塞米松也不能有效缓解病痛，就找了一个老中医开了几付中药，煎好后，只尝了一口，再也不想喝了，确实是太苦了。现在分析可能是黄芩、黄连的味道。后来学中医之后常见的中药饮片品尝了许多，发现中药苦味辛味明显者只是一部分，有许多中药口感还很好，比如黄精。

中医师所开之药的口感主要取决于疾病的证候、治疗的层面、药物的剂量与配伍。前两者虽然直接影响药物的选择，但最终还是由医生来决定用何药，比如治疗上肢痹证，在基础方上可加羌活、乳香，各 5 ~ 10 克，也可以用桂枝、鸡血藤各 15 克，虽然有药力的差异，最终的目的相似，但口感可有了天地之别，患者可能会因口感问题终止服药，甚至是产生其他胃肠道反应，所以我在此希望同道们向先贤神农氏学习，亲自品尝自己常用的中药，如果你自己都反感某位中药的味道，在你的处方中应该不会常见此位中药。

中医界可能无人不知苦寒败胃一词，可是还有几种不苦寒，但同样败胃的中药。

一类是麻黄、柴胡。此二药升散和开通之力较强，又是先师张仲景常用之药，麻黄打开体表之经络以后，中气就分散到体表经络，此时五脏等重要脏腑的气血供应就会减少，胃也不例外。柴胡推陈致新之力一旦超过中气所承受的范畴，就有中气下陷的可能。我遇到原有中气虚又患麻黄证或柴胡证时，一般会用同等数量的补中气药，而且是两倍麻黄或柴胡等开破药的剂量。

另一类是金石类矿物药。此类药多有沉降之性，胃气本降，适当用之可助胃气下降，过量用之则打破了圆运动，降后难升易导致上焦失养，故彭子益少用此类药。《素问·腹中论》曰："夫芳草之气美，石药之气悍，二者其气急疾坚劲，故非缓心和人，不可服此二者。"

神，在张景岳《类经附翼》中写到："阳之灵曰神，神者伸也。"神在方剂中是能量延伸传递之意，包括方药配伍后形成的木火相生之象、金水相生之象、防止调候之药太过之象、加入反佐药形成的引阳入阴之象等。六味地黄丸中"三泻"的用意就是神的体现。

根，在此指方剂中君药五行的源头①，也可以中气论和卦气传递思想为理论依据。臣药多起到"根"的作用。老子《道德经》云："重为轻根，静为躁君。"望同仁深思圣贤之语。是否方剂中剂量最大的就是一定君药？

---

① 五行的源头：指两种相同的五行之气互相助益或在方剂中生君药五行之气的中药。

另外需要注意的是，部分医疗机构中药室的抓药人员专业知识掌握得欠佳，或非中药剂专业人员从事抓药的工作，时有混淆中药名称的现象。如将明党参当作党参，将土茯苓当作茯苓，将银柴胡当作柴胡等。特别指出，明党参又叫粉沙参、土人参，去皮之后叫红党参，其功效近似于沙参，为润肺化痰，养阴和胃，没有党参的补气之能。若一张处方中以党参为君药，取补中益气之功，没有小剂量人参、太子参、黄芪等药为“根”来助党参。又被中药室工作人员误将明党参当作党参，这个处方就会没有效果，而且医者还不知错在何处。为了防止这种现象出现，建议同仁处方时，君药或特殊兼证所用之药，至少要再用一味与君药功效相近的药，作为君药的“根”，即使一药误付，另一药的功效就代替了方中原来的君药，不会出现君药无效的情况。如果不存在混淆中药名称的情况，“根”药会增强君药的功效，起到相须之能。此经验有别于《内经》中的君臣观点，读者应知这段言论是我的无奈之举。

临证感悟

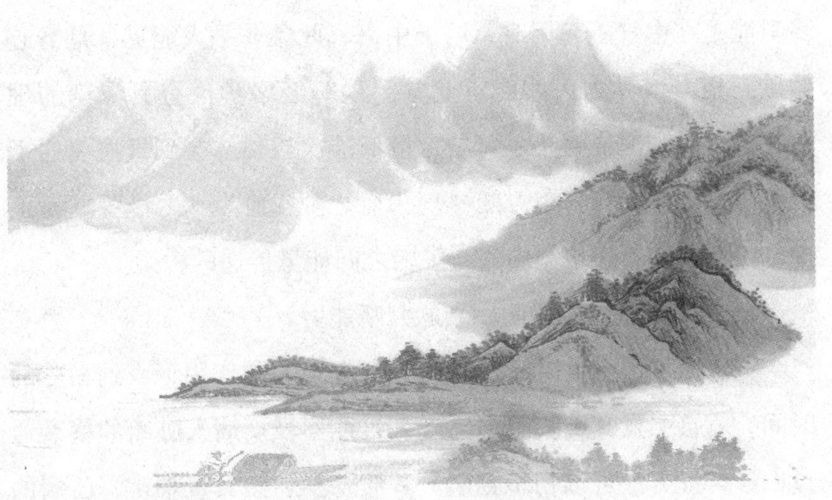

应用圆运动理论于临证的三要素

圆运动理论由清朝乾隆时期先贤黄元御提出，即中气左升右降的基本思想，其在《四圣心源》中写到：“清浊之间，是谓中气，中气者，阴阳升降之枢轴，是所谓土也。枢轴运动，清气左旋，升而化火，浊气右转，降而化水，化火则热，化水则寒。”

到了清末，民国初年，先贤彭子益著《圆运动的古中医学》明确提出了圆运动这个名词，并形容中气圆运动的方式为“中气如轴，经气如轮”。

研习多位先师的思想，并且在临证不断运用验证后，我认为要想熟练运用圆运动理论于临证，应具备以下三点：

（1）对中气左升右降的理解及运用。

包括中气论，守中用中论，调候论。

（2）对经络学说的认识与理解。

气为阳为动，经络为阴为静，离开经络学说来谈中气左升右降只能是在中气不起用时，居于中宫，此象非平人能见，是身心修炼到相当境界之人才能有此象。欲对经络学说有更深刻的理解，修气脉的内证之法不可缺，最低层次也要体会到气血流通于经络中是何感受，日久方知“气为血之帅，血为气之母”此言不虚。由此可知，经络是中气与脏腑之间能量传递的桥梁。

（3）对五脏六腑阴阳盛衰的判断能力。

五脏六腑因出生时间及当地五行之气共同作用下，到相应的时间，就会引发其脏腑阴阳之气太过或不及。病人脏腑的盛衰通过四诊辨证方法可以初步判断。其质易察、而其量难辨，已病的脏腑对未病的脏腑有何影响，就更难把握，如果能熟练应用五行生克规律和卦气传递论，可以对疾病的传变和转归有所掌握。

以上是圆运动理论的三个基本要素，欲学好九宫圆运动理论，除以上三点之外，还要对易经的基础知识能够熟练应用。包括对阳化气、阴成形，阴阳消长，阴阳互根、阴阳转化的深刻理解；五行学说的应用主要是五行的生克规律；八卦万物类象的理解及运用；十天干，十二地支的五行属性及类象的应用。又要掌握本书中的重要理论，如中药的五行取象、时间诊法及辨证、九宫诊法及辨证、五味体用论。

比类取象是解决疑难的万能钥匙，习医者应将其熟练运用。学习过九宫圆运动理论之后，一定要知道《内经》中的藏象学说是离不开时间观念的，用脏腑辨证需知五脏是应四时的。

五行学说论三因制宜

一、因时制宜

目前各种教材均将因时制宜大致解释成：医者处方时考虑不同季节气侯对人体的影响。

当然季节对人体的影响是最明显的，但时间并非只有季节一个元素，时间主要包括年、月、日、时。《黄帝内经》中讲了许多司天、在泉等五运六气方面的问题，来推断某年易发生何病、某种五行之气太过或不及，为因时制宜的理论起到了重要的指导作用。若全面理解并运用因时制宜必须从易经、术数类思想入手，来证明年、月、日、时是如何影响人体的。如果能对气脉修炼有些了解，则可体会不同时辰与体内气血运行、经络的开合之间有着怎样的联系。

一般而言，年与日对人体的影响比较相似，月与时对人体的影响比较相似，因月与时都有温度这一明显的因素来影响人体。而真正让月与时发挥其作用，要有年与日的五行所显之象来助月与时。

下面我着重阐述一下季节的五行与人体疾病的发生规律。

季节的五行之气容易导致人体相同的五行之气太过，而发生本气太过之病或被克的五行所对应的脏腑之虚证。

春季属五行中的木，木当令则旺，土气易虚，中气升降失常，故春季患者的就诊数量较其他三季稍多。风为巽木之象，故春季是风邪所致疾病的高发季节。《素问·四气调神论》曰："春三月，此谓发陈。”冬季潜伏在体内的邪气，在春季因中气的升发，正邪交争，患者自身感受明显。

夏季属五行中的火，火当令而旺，则肺金、经络容易出现异常，所以，夏天气短、乏力、汗出、眩晕者较多，用药以酸甘之味为主，此类患者忌服各种辛味调料，忌白酒，菜中用盐应少。在九宫圆运动理论中火主要居离宫，代表人体心脑血管，故夏季与冬季都是心脑血管疾病的高发季节，但性质不同，夏季多见木火之气暴亢的证候与火克金后，肺不主气，经络中的气血亏虚的证候。

夏季中有一个特殊的时间段，在《内经》中称为长夏。是未月，就是二十四节气中小暑到立秋这段时间。属五行中的土，火气未散，湿气常盛，偶有燥气。易患泄泻及各种皮肤病。四神丸证在整个夏季都是高发的疾病，尤其在未月发生率就更高，但较冬季的四神丸证表现的症状程度轻微，一般医生认为夏季多患饮食不洁的泄泻，多用清热解毒药或燥湿药，故在此提出脾肾阳虚证与季节的关系，使同仁减少误诊的机率。

秋天属五行中的金，易发生震、巽木方面的疾病如肝气郁结证或坤土方面的疾病如脾胃虚寒证。但是总体来说，秋季是四季当中较为平和的季节，是疾病最少的季节，个别地区气象意义上的秋季极为短暂。

冬季属五行中的水，水旺则火衰，主要是离火衰，故太阳病或现代医学的心脑血管病在冬季属于高发疾病，证候性质多与风寒袭表和寒凝经脉有关。其与夏季的心脑血管类疾病在证候上多是相反的，故治疗方法与所用药物及剂量有较大差别。

在《内经》中也有因四时的变化导致疾病有规律发生的相关论述。如《素问·金匮真言论》曰：“春善病鼽衄，仲夏善病胸胁，长夏善病洞泄寒中，秋善病风疟，冬善病痹厥。”

四季的变化虽然可以导致人体发生不同的疾病，但是，四季的变化也可以减轻或“治愈”人体的疾病，季节的五行之气能补充人体内相应五行之气的不足，在《时间诊法及辨证与九宫诊法及辨证》中有相关论述。

二、因地制宜

《素问·异法方宜论》中有一段对话：

“黄帝问曰：医之治病也，一病而治各不同，皆愈何也？

岐伯对曰：地势使然也。”

由此可知，地理位置的不同导致各地区所体现的五行之气有较大差异。

一般来说，各大高原无雪山之地为火旺；有雪山的地区为金旺；寒冷之地水旺，金次旺；风大之地区木旺，但应结合温度、气压等综合判断；沿海、沿河，有大中型水库之地或少见太阳之地为水旺或湿土旺；炎热之地火旺；内陆地区的大都市，因使用过多的夜间照明或电磁辐射强度高，为火旺。东北地区的高山附近生活的居民艮土或震木，寅木较旺，其他地区的高山居民，希望同仁们验证其五行特点。

2013年3月，我先后去过重庆、贵阳、昆明等地，发现云贵高原一带的土地多为棕红色或砖红色，并且，当地出产的土豆，胡萝卜等根类蔬菜其外皮均为淡红色甚至是砖红色。而对宫之地的黑龙江省又多为黑土，两地区诸多差异正应了阴阳对立之理。

因地制宜多在调候的层次上处方用药，所用之药是对抗当地异常五行之气的，故中医各家学说，表面上看互相矛盾，但在相对应的地区运用，疗效是肯定的。

三、因人制宜

人与人之间有着性别的差异，年龄的差异，体质的差异，种族的差异，职业的差异，饮食的差异，文化的差异等等，以上这些差异对立法、处方、用药均有影响。

男为阳，禀阳气而生，在用药后期若用温阳之药用量一般不必过大，时间不易过长。

女为阴，禀阴土之气而生，易惊吓，心悸，用药后期多以温补之品小剂量长期调候。

小儿之体矮小，为阴质未盛，阳气升发受阻，主要作用于手足多动少静，属气胜形之人，营卫经络多不通畅，故小儿易哭闹易被风寒所伤，以调营卫，理脾胃之法多用之。

有多种职业，白天工作见不到阳光，或工作性质昼夜颠倒或在冷库、洗浴中心工作者，易患心、脾、肾阳虚证或肢体寒湿痹证。属水盛火衰之象。

长期卖化妆、洗涤用品、鞋、各种香料、理发人员因接触极辛之味，先伤肺，后又使乾宫命门火失养，故易患不孕症、血液系统疾病及现代医学中的肝脏病变，属受“现代化、风木”之邪而患的病。

中餐，厨师平时接触火气太旺，肺金受制，易患肺及支气管慢性疾患。又常患其它左升太过之病。

多说话的职业易患中气虚导致的胃肠道疾病。

本篇所论目的是为了使同仁灵活运用五行之象于辨证施治。我希望中医界同仁能到各地观光考察，当感受到不同地区居民的体质特点之时，方知执着于门派之见的弊端。

比类取象在中医诊疗的应用

比类取象是古代先哲认识自然，了解未知事物的一种有效方法。在中医的辨证、用药中也常用此法，在现代科技如此发达的今天，比类取象依然有着不可替代的意义与价值。

《素问·示从容论》曰："夫圣人之治病，循法守度，援物比类，化之冥冥，循上及下，何必守经。"

《素问·五运行大论》曰："天地阴阳者，不以数推，以象之谓也。"

由此可见，早在《内经》成书的时代，比类取象之法已经用于中医学中了。我在临证中体会到疾病固定的发病时间、病灶周围、面部、舌质的颜色及患者长期接触的事物都可以辨为阴阳之象、五行之象、八卦干支之象。中药的生长环境、种植及收获时间、用药部位、颜色、形态、质地、味道等都能分成阴阳之象及五行、八卦干支之象。处方用药时，以药物所组成方剂的五行之象来对治疾病的五行之象，这个过程，我将其称为比类取象在中医诊疗中的应用。

医者望患者的神、色、形、态，就会得到一个阴阳五行的基本象。听其说话的声音，问其自身感受，诊脉所得，都是察其属于阴阳五行的哪一种象。

医者用古代医家通过比类取象、内证及经验得出的中药四气五味组成方剂后的大象粗略分为入左路或入右路，再分为上、中、下三部来对治病象。方剂的配伍有一个剂量与入人体上、中、下三焦的奥妙。

我们再看一下古人是如何应用比类取象之法的。

《华氏中藏经》中有治疗皮水的五皮散。组成是生姜皮、桑白皮、陈橘皮、大腹皮、茯苓皮各等分。张秉成著《成方便读》论此方："皆用皮者，因病在皮，以皮行皮之意。"

名医张锡纯在《医学衷中参西录》中有一治滑胎的方剂寿胎丸，由菟丝子四两　桑寄生二两　川续断二两　真阿胶二两组成。粗看是几种补肝肾安胎之品组成，当见张氏解析后，方知其组方之意。书中言："菟丝无根，蔓延草木之上，而草木为之不茂，其善吸他物之气化以自养可知。胎在母腹，若果善吸其母之气化，自无下坠之虞。……寄生根不着土，寄生树上……亦犹胎之寄母腹中，气类相感，大能使胎气强壮……续断亦补肾之药，而其节之断处，皆有筋骨相连，大有连属维系之意。阿胶系驴皮所熬，驴历十二月始生，较他物独迟。以其迟，挽流产之速，自当有效。"

由此可见，比类取象之法在中医的诊疗中所具之深意。以比类取象之法来阐释药性的中医著作，我认为王好古的《汤液本草》与清代医家张志聪 的《本草崇原》较具代表性。

我多年来对易经衍生的术数类知识的学习、运用逐渐发现运用唯象思维于中医临证就是用比类取象之法诊断、辨证、处方的过程，对于取象的熟练程度，应该达到常见的事物，常听到的声音，常有的感受都可以用阴阳、五行甚至是八卦、干支来描述，方能准确用于临证。董乾阳提出的九宫诊法及辨证、时间诊法及辨证都是比类取象的具体运用。学习运用比类取象之法于临证，会让医者感到对证候的起因及发展有规律可循，尤其是遇到一个脑海中没有丝毫印象的"怪病"，就可以运用比类取象之法来诊断处方。在比类取象的运用中并不是一个象的出现就可以用比类取象直接得出五行的结论，应分析其因何产生，或者用另一个象来证明前者结论的正确性，才能为辨证论治所用。

时间中医学略说

我国古代对时间的表述形式是干支纪元。在《春秋·公羊传》及《内经·素问》中的天元纪大论、五运行大论、六微旨大论等篇均有干支纪元的描述。

董乾阳经过多年对术数知识的学习，发现时间与人体生理及病理现象之间的关系是极其微妙的。主要有两种表现：一种是在时间的作用下，所有人都体现同一种反应。如司天、在泉对人体的影响，六经欲解时对病人的影响。另一种是人出生时禀赋时间及周围自然界的五行之气所体现的象，此为体质学说产生的根本原因。李阳波老师讲述的《开启中医之门·时相与疾病》中通过对几个病例的研究，得出结论："出生的时相肯定与禀赋有关系，而这一关系的确定，可以给我们的治疗带来很大方便。"

我所说的时间中医学，主要内容是李阳波提出的时相医学的医术部分。他在《开启中医之门》中言："中医学就是一门地道的时相医学，而中医开方，实际上就是开时间。"我想如今的绝大多数中医难以理解李阳波老师这句话，更无法证明这句话的来龙去脉。我可以用时间诊法及辨证来证明此言的正确性。

临证中对一些患者的病，包括医者本人的病，用尽所有已知的方法，只能减轻，不能根治，以时间中医学的观点看来，其常见原因有以下三点：

（1）在人出生之时，任何一种五行之气，当其势单力薄，被其他强大的五行之气制约之时，力薄者所对应的脏腑多有先天性虚损。

（2）先天元阳之气与后天中气难以协调。此类多可在出生时相中寻到答案。

（3）禀赋燥气或湿气过多。此类人最易患调候太过的病，医者用药之后又可能形成第二次调候太过。

临证当中各证候因为天时、地势、体质等因素的影响，同是一个证候表现的症状千差万别。尤其以外感六淫之气后，在不同地区，不同体质的人身上体现的差异最为显著。

《伤寒论》中太阳病提纲所言的症状为医圣所生活地区常见的症状，有些医家将“太阳之为病，脉浮，头项强痛而恶寒”作为判断太阳病的唯一依据，我认为不妥。因为在辽宁省的大连市、鞍山市、盘锦市、铁岭市，患太阳病者项强者较少，太阳中风证就更少。最多的症状是鼻塞流清涕、咽痛，次为头痛、发热、身疼、骨节疼痛、恶风的麻黄汤证。再次为明显的中气虚兼麻黄汤证和太阳病传变的小柴胡汤证，此二者每年都能遇到许多例，而桂枝汤证每年能遇到一例我就感到很幸运了。为什么会与《伤寒论》中的症状有如此差距呢？笔者认为东北三省气候寒冷，秋冬两季金水之气较先师仲景所居之地强过数倍，故东北人腠理密，自身具备白芍之象，白芍为金水之象，所以太阳病汗出者在辽宁省难以遇见。而鼻塞、流清涕、咽痛这些症状在巳时、午时、未时确实可以减轻，我验证了数次，无一例外。

董乾阳的观点认为真正验证是不是太阳病的标准是：“太阳病，欲解时，从巳至未上。”尤其是冬季，太阳的光线很强的日子，午时太阳病症状轻微，巳、午、未时，太阳当令则旺，其症状减轻者，应称为太阳病，无论其是否具有《伤寒论》中所描述的太阳病的症状，所有的症状都可以还原为八卦之象、干支之象、五行之象、阴阳之象，如脉浮与头项强痛就是离之象，与巽之象的合象，故此症状为中原地区太阳病的提纲证。

疾病的发生规律与节气也有较大关系。在二十四节气中立夏、立冬、冬至、夏至是很多疾病或好转，或加重的转哲点。因为夏季五行属火，冬季五行属水。《素问·阴阳应象大论》曰："水火者，阴阳之征兆也。"相对而言，比立春、立秋、春分、秋分对人体的反应要明显得多，其他节气的交换，均是疾病的转折点，但都没有夏天冬天明显。

广义上的时间中医学是中医学的纲领，我之所以提出时间辨证时间诊法，是因为历代医家多已忽略了时间这个极其重要的因素在临证中的意义，时间中医学虽然较为深奥，难以学习，但是学成之后会使你的辨证过程极为轻松，希望学习中医的同道不要舍本逐末，共同完善中医理论，造福人类。

肺主气、肺朝百脉之肺与经络的重要性

肺主呼吸之气，肺更重要的作用是主一身之气。《素问·六节藏象论》曰："肺者，气之本，魄之处也。"

学习过火神派理论之后，就会更加重视阳气的重要性。阳气如此重要，那么阳气是在什么环境下运动的呢？

《素问·经脉别论》曰："食气入胃，浊气归心，淫精于脉；脉气流经，经气归于肺；肺朝百脉，输精于皮毛；毛脉合精，行气于腑；腑精神明，留于四脏，气归于权衡……以决死生。"

由此引文可知《素问·灵兰秘典论》中为什么说："肺者，相傅之官，治节出焉。"在《内经》所论的五脏重要性，除了君主之官的心，就是被比作宰相的肺了。肺与经脉不正常时，阳气能正常运行吗？不能！

《灵枢·本脏》曰："经脉者，所以行血气而营阴阳，濡筋骨利关节者也。"经脉此功能，似现在的水管，使液体按照水管的分布而流动，古人将盛水之物归为五行中的金，属盛器之金。经脉与肺相连，是因肺朝百脉，与属金的肺相连者，从另一角度验证了经脉的五行属性必为金。络脉与经脉皆同为金。多数情况下金性之肺与经络是怕火克的。肺与经络一旦被火制约，肺主气、朝百脉之功能就会大打折扣，气血的运行、传输就会受到阻碍，相对应的脏腑濡养随之减少，五脏功能随之减弱，圆运动不圆。此为吃附子剂后，部分人越吃越冷，越吃越虚，气短音哑，乏力头晕，关节越吃越疼，未治疗之前双手还可沾凉水，吃附子剂后沾一下凉水，手指关节就僵硬一天等症状的根本原因。强调附子

何等重要都不过分，但一定要知道附子五行属火，是会克金的，当然也会生土，只要土泄火之力稍有松泄，火就越土克金，把管理阳气的器官给制约了，肺就不会正常管理阳气了。故《黄帝内经·阴阳应象大论》中云："壮火食气，气食少火；壮火散气，少火生气。"

先贤郑钦安在《医理真传》中写到："问曰：两足冷如冰不能步履，服桂、附、除湿药不效，而更甚者，何故？答曰：此非阳衰湿侵于下，实血虚肺燥，不能行津液于至下也……此病法宜苦甘化阴润燥为主，方用芍药甘草汤或六味地黄汤加二冬、白蜜或黄连阿胶汤俱可，解见上。"

笔者认为先贤郑钦安所言乃辨证失误而出现的现象，我所写的证候是患者本有寒湿证，而以温阳祛湿剂先起效而后出现的四肢冰冷或声音嘶哑，此为调候太过，又生它证。都是不知守中、用中的结果。

临证中太阳病、少阳病多为经络病；头晕、嗜睡，痹证，风水证，荨麻疹，各种皮肤瘙痒，腋臭等常见于病在经络的证是经络不该开的开，不该闭的闭。

在东北地区，经络的病证以伤于寒者多见，瘀血次之，痰饮少见，伤于寒与瘀血同病者也很多见。单纯伤于寒者，除太阳病、痛痹之外，在头部或四肢可见干燥脱屑，以补中气加辛味药开之，经络开则皮毛润，过用辛又伤血、伤肺，其中之度不易把握。寒与瘀血同病者，初诊多不用附子，用之疼痛多加剧。

经络的另一重要性体现在对寒邪的传导，相关内容详见本书《风寒湿新论》。

阳虚、阴虚其外象、成因及治法

阳虚证以精神不振，乏力气短，形寒肢冷，舌淡胖，苔白滑脉微细等阳气不足为临床表现。

阴虚证以形体干瘦，局部灼热干涩，舌质红，脉细偏数等阴不足为临床表现。

《素问·调经论》曰："阳虚则外寒，阴虚则内热，阳盛则外热，阴盛则内寒。"

以上所言均为阳虚证与阴虚证的常规表现。临证中会见到特殊的阳虚与阴虚，即虚为本，寒热为标的寒热真假、本虚标实证。青少年素体阳虚者，以卫气虚为常见表现，易受风寒之邪。寒邪侵袭头面经络，其收引之性导致患处经络不通，当卫气上达于经络闭塞之处时，卫气虚开破之力偏弱，不能有效地使经络通畅，则卫气停滞不前，郁而化热，导致发热，鼻流黄涕，咽喉肿痛等表热之象，见此症状者，不可以热证治之。将此理推而广之，见分泌物色黄时，不可均当热证对待，头部、四肢、下腹、外生殖器见黄色分泌物多为阳虚为本，风寒等邪袭人后，卫气行之不畅所现之象。正如《灵枢·痈疽》曰："寒邪客于经络之中，则血泣，血泣则不通，不通则卫气归之，不得复反，故痈肿。"

故此证治法当以温经通络为主，少佐清热活血之药，后以实卫固表，补中之阳。

吾总结了几种常见的因素，容易导致阳虚证的形成，具体内容如下：

（1）随着年龄的增长而元阳之气日渐衰少，导致脾、肾等脏器阳气虚衰。

（2）经络受寒邪、瘀血，痰核压迫或堵塞，气血无法达到相应脏器，导致相关部位现阳虚象。

（3）因先天禀赋缺陷导致相关脏腑阳气虚弱。

（4）不良生活及饮食习惯耗伤中气，久则伤及元阳。

（5）外伤失血，大汗、久泻后阴阳两伤。

下面我们看看阴虚者有何特殊的外象。

头晕、睡眠质量差、手足冰冷、饭后困倦。如果这些症状发生于每年的夏季，则多为肺肾阴虚证。

医者易受表面症状影响，则怕冷，嗜睡者就以阳虚或少阴证来看待，误诊误治还不知所谓何故。

我为什么说夏季见头晕、手足冷、饭后困倦为肺肾阴虚的常见表现？因为夏季火旺当令，克金耗水，肺金最易被火灼伤，伤则不主气，气为阳，故现阳虚常见之症状，实为肺肾阴虚为本。

此证与少阴证或外感风寒证嗜睡的鉴别，关键在于问其病史与诱因。

阴虚证的形成原因与阳虚证成因大同小异，参照阳虚成因，稍作变通即可。

以上所论阳虚外象与阴虚外象，均与经络有密切关系，故医者见内伤诸证之时，常会涉及到经络，千万不能轻视其用。

我在临床中观察到，无论阳虚证、阴虚证，患病时间超过一年者多转为阴阳两虚之证，多见微脉。但是阴虚与阳虚各有侧重，此是阴阳互根之理，处方用药多阴阳并用，必须将阴阳药物的数量、剂量调整为一大一小，多不可阴阳之药等量应用，还需照顾中气的升降。

风寒湿新论

东北地区的冬季北风凛冽，人们都穿着厚厚的棉衣来御寒。通过我多年的观察，绝大多数女性和大部分已婚男性感到后背怕着凉，实为脾肾阳虚而督脉中阳气减少所致。笔者本人虽易患太阳风寒表实证，但后背怕凉从来也没有体会过，反到体会过后背阳气可随着呼吸从尾闾沿华佗夹脊穴向上升的温暖感觉。还有部分人头颈部阳气虚，多戴帽子、围巾，在大连地区的夏季，能见到部分农村妇女围着很厚的头巾外出。

以上两种易受风寒的部位，人们都能加以保护，而脾胃的保护易被忽略，因脾胃是气血生化之源，对于少许风寒湿可以化解，但中气虚者，尤其是脾肾两虚或胃下垂者，在寒冷地区停留或行走可将大量寒气吸入肺中，中气之温热少于寒气时肺将寒气顺传到大肠，引起腹痛、泄泻。逆传到胃中引起胃中发凉、嗳气，此时如果没有将寒气排出，而立即吃饭，就会引起剧烈的腹痛、泄泻，当寒气泻尽，其泻自止。当没有吃饭之前寒邪可以从肺中呼吸而出，可以从胃中经嗳气而出，可以从肛门排出。在吃饭以后，胃气以右降为主，食物为土象，压迫寒气从兑宫肺金而出，肺金不强者，必从乾宫大肠而出，故泄泻者多见，中气虚者，冬季外出时戴上口罩是防止风寒袭脾胃的较好方法。冬天久在户外，回家后，1 小时内最好不要吃饭，在半小时左右，饮少量生姜红糖水，可预防腹痛，或服用少量附子理中浓缩丸或四神丸，还可用六字诀，加强“吹”字诀的练习，因“吹”能祛寒。

外感寒邪轻浅者，可以出现便溏，腹胀，寅时阳气不升，口淡不渴，终日不思饮水，易嗜睡等全身阳虚有寒之象。

此论解释了为何临证中见有些患者平素只吃温热食物，也不在寒湿环境工作，到了冬天就出现阳虚生内寒，胃胀、腹痛、腹泻等症状。此症西医多把它当成“肠炎”治疗。用肠炎灵、诺氟沙星等，许多患者自己到药店买此二药，虽然没什么疗效，有相当一部分人还经常服用。

腹痛属寒证者，可由接触而诱发，尤其是在秋冬季用冷水洗衣服或手拿金属器血后诱发腹痛。一女性，60 岁左右，多日前与人口角，而后胃脘痛，经过治疗胃不痛。但是只要手一接触冷水，在 1 秒内，胃中疼痛。还有一男性，27 岁，冬季外出脐部自觉受寒风，后腹痛，泄泻。服附子理中浓缩丸，泻反增，日 7～8 次，后服四神丸，当日显效。日后虽无泄泻，但只要手中长时间握金属器物，或用冷水洗手，腹痛在几秒钟内就会发生。此现象说明寒邪会通过经络传导到脏腑。

距黄海、渤海海岸线三十公里以内居住的女性，从六七岁的小女孩到老年女性，大部分有晨起颜面浮肿，舌体肿胀，严重者四肢浮肿，按之肿胀立即还原，此为水湿之气共同郁于肌肤，即伤寒论中的水气病，后来分析最主要致病因素为沿海之地空气湿度大，湿为阴邪，易伤阳气，易伤阳虚体质者，女性禀阴气而生，阳气本虚，极易被湿气所伤，湿有外湿与内湿之别，沿海而居为外湿的原因，外湿经口、鼻呼吸入肺，后散于人体内阳虚之处。《素问·调经论》曰：“寒湿之中人也，皮肤不收，肌肉坚紧，荣血泣，卫气去，故曰虚。”

另外，沿海地区居民多食海鲜，部分人食生海鲜，当地又盛产苹果、桃，海鲜多属寒凉之性，尤其是有壳的海鲜更加寒凉。女性多喜吃水果，临睡前一边吃水果，一边看电视，三五个苹果吃完，就睡着了，而不知水果之阴需脾胃阳气才能化成水谷之精气，人一入睡阳气多降入乾宫，坤宫胃中阳气大减，胃中水果之营养变成了湿邪，内湿从此而生。水果之糖类在口腔中变成了酸性物质腐蚀牙齿。

在东北内陆地区极少见此证，并非东北其他地区女性临睡前不吃水果，而是无外湿这个重要因素，有些内陆地区居民喜欢沿海冬暖夏凉之气候，可是内陆地区的女性来沿海地区后，轻者患腰痛，胃胀、关节炎、重者患心衰、肾炎。她们日常饮食改变的很少，疾病主要是从呼吸寒湿空气后而得之。

2013 年 5 月，我曾诊过一个大连民族学院的女大学生，新疆人，她自诉颜面、下肢肿胀。我让其用手按下肢，肿胀部位无凹陷。问我如何能治好。我说这是寒湿引起的，需要吃药，最好能离开大连，去干燥的地方居住。她说还要在这里上一年的学。我开完药后她补充到："当她回到新疆时，肿胀没有出现过。"

外湿还可以从皮肤直接侵袭人体，但必须有风这个因素的存在，风开腠理的能力还是很强的，沿海的风有透骨之感。腠理开则湿气入，故风为百病之长之理，在沿海地区极易验证。

如今，人们对形象的要求较高，由此产生了几种不健康的疾病。一种是早晨起床后就洗头或用木梳沾水梳头，头发没有干透就出门上班，此现象男性多见，如是则易感冒、困倦、头皮紧、鼻塞，此为风寒侵袭肌表。另一种是晚上洗头，头发未干透就睡觉，此时卫气已降入乾宫，无法发挥抵御寒湿的功能，寒湿入于颈项颠顶。此现象女性多见，许多颈椎病是因此而患。

七情致病的中医治疗与五行性理疗病

七情在中医经典里有多处论述，《内经·素问·举痛论》云：怒则气上，喜则气缓，悲则气消，恐则气下，寒则气收，炅则气泄，惊则气乱，劳则气耗，思则气结。

《内经·阴阳应象大论》云：人有五脏化五气，以生喜怒悲忧恐……怒伤肝，悲胜怒；喜伤心，恐胜喜；思伤脾，怒胜思；忧伤肺，喜胜忧；恐伤肾，思胜恐。

疾病的起因，既不全是外感六淫，又不都是内伤七情。《灵枢·百病始生》说："夫百病之始生也，皆生于风雨寒暑，清湿喜怒。喜怒不节则伤脏，风雨则伤上，清湿则伤下。"久病者多两者兼而有之。许多中医初学者学了治疗外感就忘了内伤如何治疗，学了治疗七情就以为所有的病全是情志因素引起的。

七情致病以思伤脾、思则气结最为多见。《素问·举痛论》："思则气结，……思则心有所存，神有所归，正气留而不行，故气结矣。"《灵枢·邪气脏腑病形篇》曰："若有所大怒，气上而不下，积于胁下，则伤肝。"在师门脉法中此病是有脉象可凭的，治法以木来疏土，用逍遥散加减。服药三五日后病脉多失。

久远的七情致病，有巽木之象者，可用乌梅丸加减。有坎水之象者用四逆汤加减。

五行性理疗病是清朝末年至民国初年的教育家王凤仪老善人发明，并在东北三省开设数百所女子学校，为群众讲解做人的伦理道德，从本质上解决了七情致病的根源。

五行性理疗病先将人分为木行人、火行人、土行人、金行人、水行人。每一行人再分阴阳。阳木人、阳火人、阳土人、阳金人、阳水人以正面象意为主，阴木人、阴火人、阴土人、阴金人、阴水人以负面象意为主。

知道了人的五行之象，也就知道了病人容易患何种疾病，再推断具体的事情起因。讲病、劝病是五行性理疗病的治病方法。具体内容有：寻找他人好处；认识自己错误；用真诚心悔过；问五行性疏淘；发愿转恶向善。

由张俊良、魏继光、王伟成合著的《天伦家书》中介绍了王凤仪先生将情志致病总结为：恨伤心，怨伤脾，恼伤肺，怒伤肝，烦伤肾。其中烦伤肾在本书附录《董乾阳汤液医案选·骨痛》中得到验证，当时我还不知王老善人思想。

辽宁省海城市张晓雨中医师擅长五行性理疗病，他说有些患者经他的开导当场病愈。相关实例与五行性理疗病具体内容详见《天伦家书》。

笔者认为，五行性理疗病理论初看觉得不可思议，实则是五行比类取象在家庭伦理道德中的具体应用。我学习王凤仪老善人思想后，顿感唯象思维的应用领域甚是广大！

久治难愈的内科症状与颈腰椎疾病

在诊疗过程中，会有一些疾病，医者认为辨证、用药、甚至是药材质量都没有问题，可是患者的症状就是没有减轻。此类患者常多处求治无有疗效，这又是为什么？

一种常见的原因是对中医理论与临床之间衔接的不到位。

另一种原因是此类疾病不在内服药的适用范围。比如前文提到的五行性理疗病。又如在一些整脊的书中常会提到许多内科、妇科病与脊椎位置不正有关。没有亲眼见过颈椎复位的中医多不承认此说。

2013 年 5 月我来过大连开发区黄海路中医医院工作，我诊室的隔壁是颈腰椎病诊室。有一次，我听到一患者说治疗颈椎后当天夜晚没有失眠。我心想，此人若以失眠为主诉来内科治疗，我们开一个什么样的处方即能治疗失眠，又能治疗颈椎病呢？以这个实例来分析此患者的失眠与颈椎应该有直接关系。为了深入了解颈椎病与内科常见症状的关系，我向颈腰椎病诊室的金彦民医师请教：什么样的内科常见症状多见于颈椎的病变？

金彦民医师说："抑郁症、焦虑症、躁狂症；胸闷、心慌气短、前胸至后背紧缩、沉重、压迫感；视物模糊、耳鸣、耳聋；呃逆；肩部疼痛等"。

我问："有没有治好过在你意料之外的病例？"

金医师说："曾治过一个老年女性患颈椎病，治完颈椎病后她的遗尿当日痊愈。"

我院煎药室的工作人员，在一次与我闲谈之时说到："几年前曾患高血压 150/100mmHg，眩晕，脑 CT 无异常，服降压药 3 个月，无效。后来经过金大夫治疗后，血压当时就下来了。只要脖子不难受，血压就不高。

金医师对以颈部不适来诊的患者每人必须做颈椎四位片（正位、侧位、双斜位）。一些颈椎病严重的患者，颈椎整体组合状态发生了明显的改变，甚至是非专业人员对此类影像都能看出病变的位置。对腰部不适的患者，要求他们拍腰椎 CT 片，我经常看见金医师拿着片子给患者讲这个病变是在一个什么样的动作下产生的损伤，多能得到患者的认同。

我曾问金医师："治疗颈椎病不拍片行不行？"

金医师说："拍片后对移位的椎体可以准确定位，其所在的位置不同，治疗的手法，力度均不同。另外，若遇到颈椎骨折的患者，如果不拍片就治疗，骨折的患者会以为是医者造成的损伤。"

金医师发现传统颈、腰椎牵引机械的治疗效果不理想，就从发病机制寻找突破点，最终他发明了"腰椎多维平衡治疗机"，已经获得国家专利，治疗万余例患者，对腰椎没有发现任何损伤。

通过以上论述，可以看出做为一名医生，自己掌握的知识越多，涉及的学科越广，方可减少"不识庐山真面目"类似现象的出现。

献给中医初学者的良言

我在本书的写作过程中，时常回忆自己初涉医林时的思维方式，辨证方法及用药特点，偶有少许感悟，愿送给初学中医的同仁们。希望后来者的行医之路能少一些障碍，多一份顺利。

没有在临床实践中磨炼过的在校学生，无论你有多高的学历，无论你的中医根器如何优良，即使仲景先师重生，来给大家讲课，对以后临证时的帮助也不会很大，只能在大家的脑海里留下一丝印象。自己由学生真正成为一名中医之时，方知中医大夫与未亲自诊病处方的准中医是有巨大差距的，主要表现在如下几个方面：

(1) 对四诊应用不熟练。客观地说，不会运用望诊与脉诊。不能果断找到异常体征。

(2) 对阴阳寒热错杂之证分不清，何者为主、何者为次，何者是标、何者是本条理不明。

(3) 只注意患者症状及体征，不善于分析病因病机。

(4) 处方用药时选用的方剂与病证不能高度对应。

(5) 对方剂中药物的剂量把握不当，对方剂加减不得要领。

以上五条也是我曾经的不足，现写于此处警示后学。

医者每开一张处方，都应知其来龙去脉，从四诊到辨证再到确立治法，处方用药，每一环节都应有一定的中医理论，从中支持你的判断，如果其中一个环节在你的思维中不能自然衔接，就说明你在中医理论方面需要深入研究，这就是我为何将九宫、八卦、天干、地支、比类取象等与圆运动理论融合的根本原因。

中医史上各学派的形成与发展都有天时及地区差异，甚至是社会因素参与其中，当某个因素随着时间的流逝，逐渐失去其能量之时，此学派的理论就会进入“冬藏”的状态，但不要忘记时间是以圆运动形式为轨迹的，到了相应时期，曾经被部分中医遗忘的病证又会重新出现，如此就需学习相对应的中医学派理论，所以我在此奉劝中医界广大同仁，尤其是初学者，不要全部否定中医历史上曾经辉煌过的任何一个学派，每一个学派都有其所长，也都有其所短，初学者可以先从一个与现今时代特点吻合较多的中医学派学起，逐渐融会贯通。如果只学习一派之论而不知整体之象，多会走向九宫中四正宫之象，即木、火、金、水、阴阳分明之象，只是片面的道理，是不能在中医理论中达到圆通境界的。当然在中医各家理论中，有些确是不变的真理，即易经中不易之理，此类理论在《素问》第一、二、三卷中多有提及。

许多中医喜欢研究名医的经验方，此为习医的一个高效途径。我也如此学习过几年，当九宫圆运动理论应用成熟后，逐渐淡化了此类学习方式。

董乾阳认为中医学可分为以下层次：

```
          ↗ 医术 ┐→方剂→中药加减
医道→医理        ├→心理疗法
          ↘ 医法 ┘→针灸、导引、按跻
```

医术主要是各种诊法的应用，直接来源于医理的指导。

医法主要是由四诊等搜集病象，运用医理经辨证论治后，得出证候性质确立治疗方法的过程。

由此可见，以研习方剂为主的医者，是第四层次。若没有较为完善的医理及医术医法作为支持，则极易走向套方套药等机械思维形式。治好几个患者，心中虽悦，但不知药是在人体的哪个部位发生了作用，治不好更不知因何不效。所以《内经》的作者没有为后人留下一个君臣佐使俱全的方剂。全书以医理为主，医术、医法次之。当年初涉医林的我，同多数中医一样，不喜欢读《内经》，只因未通达医理。若业医十载以上仍然不喜读《内经》，应该是读书习惯与根器的关系。有人说：我一看五行就不想读下去了。这就是根器问题，多是改变不了的。但读书习惯是可以培养的，希望有缘读本书者，都能对《内经》产生兴趣，如是则临证中疑惑渐少。《九宫圆运动之古中医论》为了说明有关医理，引用了许多《内经》中的原文，希望初学者看到原文后认真思考，我认为这是学习经典的一个高效方式。欲全面学习经典者，建议你们一边听互联网上的原文朗读，一边看原文，兼听名家讲座。

中医初学者对一个疾病诊断完毕之后，就要确立治法，书以方剂并对其进行加减，或者用合方。所用的方剂初诊一般不要仿照成手中医大剂量应用非平性中药进行加减，有特殊证候者除外，日后对中药的性味、剂量与天时、地理、体质都全面了解之后，方可应用非平性中药。这样做的目的，有利于保留原方剂之意，使方剂更适合患者的病情。

我为了使中医初学者对平性及微寒微温之性的常用中药加深印象，现将其功效写于此处。

荆芥：散风寒，止痒疹。

防风：祛风湿，止眩痛，治目盲。

葛根：治痹证，疗项强，止吐泻。

菊花：除头眩，止泪出。

桑枝：祛风止痒，利水消肿，生津止渴。

桑寄生：祛风湿，强筋骨，止崩漏，下乳汁。

海风藤：通络止痒，祛风湿痹，宽中行气，治疝安胎。

鸡血藤：活血通络，养血舒筋。

天麻：祛头风，定眩晕，止痹痛。

刺蒺藜：疏肝破积，祛风止痒。

佩兰：化湿健脾（苔少勿用，过量便秘）。

土茯苓：健脾胃，止泄泻，除湿毒，疗头痛。

丝瓜络：祛风活血，化痰散结，止胸痹痛，通乳疗痈。

仙鹤草：止咳、止汗、止血、止泻、止带。

骨碎补：舒筋活血，温肾止痛。

何首乌：补肝肾，止痒疹。

刺五加：益气除痹，补肾强筋。

鹿衔草：祛风湿，强筋骨，止呕血，定喘嗽。

老鹳草：祛风止痒，通络除痹，利水止泻，解毒疗疮。

鸡矢藤：降胃化积，解毒止痢，止咳、止痛。

以上是我在临证中常用于加减方剂的中药，不单是其性味平和，多数中药有一些特殊功效，故简述之。还有一些平性药的功效众所周之，如止咳化痰药：紫菀、桔梗、百部、白前、枇杷叶；安神药：夜交藤、柏子仁、酸枣仁，合欢皮；养阴药：黄精、百合、玉竹、石斛；行气药：枳壳、甘松、苏梗；活血药：桃仁、丹参，这些药一般不会作为君药来用，所以更适合用于对方剂的加减。

对于女性患者主诉的症状，应首先考虑是否与妊娠有关，不要被其年龄较小等因素干扰，并询问末次月经日期，可检查“神门脉”做为初步筛查。必要时作血清人绒毛膜促性腺激素（血HCG）检查。对疑似患者又无条件作检查者，所用的药物应除外中药妊娠禁忌和慎用的中药。如：桃仁、肉桂、干姜、牛膝、虎杖、薏苡仁、路路通等。

我不厌其烦地讲平性药、讲守中用中，主要是希望后学同仁能养成一个平和、仁慈的心态。作为初学者，千万不要贪功心切，急功近利，不然会有欲速则不达之后果。胆大心细的心态是对医理、医术、医法非常了解并熟练运用者应有的境界。

希望读过此篇的中医初学者，日后都能成为中医界的栋梁之才。

日常生活之理诠释九宫圆运动理论

人体的许多生理及病理现象与日常生活中的现象或自然界的现象在原理上是非常接近的。为了让大家更容易的理解九宫圆运动理论，现将北方农村冬季取暖用的燃煤锅炉与散热器和火炕三者之间的关系及工作原理（如图 11）比喻人体中气与元气的关系及中气左升右降的现象。正如《素问·六微旨大论》所说："是以升降出入，无器不有。"

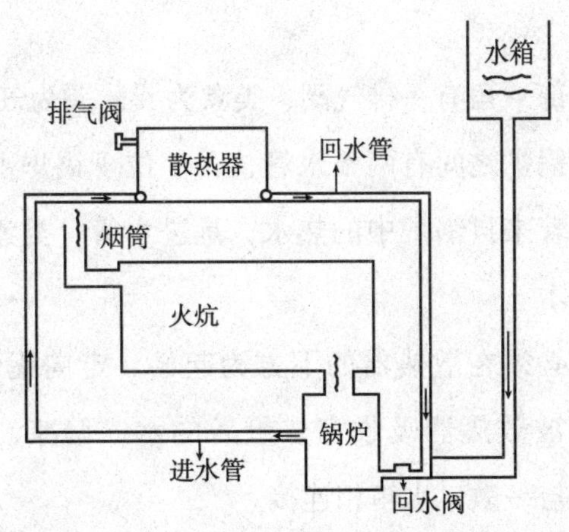

图 11　锅炉与散热器及火坑的工作原理简图

笔者希望执着于火神派或养阴派而不能变通应用的同仁，认真读完此篇，应该对临证有所帮助。

民用燃煤锅炉是由双层金属铸造或焊接所形成的，既能使水在其内循环流动，又能让燃料燃烧。锅炉利用燃料燃烧后产生的热量，将双层金属腔（锅）内的水加热产生压力差，使水在锅炉、管道及散热器内循环流动。

锅炉经取象后得出以金为体，以水、火为用。相当于乾金为体，戌中命门火、亥中肾水为用。

火炕是砖与泥土在人为建筑的情况下而形成的供人类休息、睡觉的场所。砖是燥土，类象坤宫中未土。泥土是湿土，类象艮宫中丑土。

锅炉的一部分热量通过火炕与烟筒通向室外。烟筒高大柱状之象为震木，烟筒中有烟通过为火气上升，类象震宫之先天离火，又类象为巽。

散热器一般多在卧室与客厅，烧锅炉的目的就是让散热器变热来为室内取暖。其象意与离火普照温暖万物之理相似，故散热器为离火。

散热器上部一角有一排气阀，类象为巽，巽为气之来去。

散热器与锅炉之间有两条水管，一个位于锅炉上部通向散热器，其中流淌着来自锅炉中的热水，是进水管，类象于人体肝木的温升，属震木。

另一水管必须在散热器的下方为起始，走向锅炉的较低处。此管内流淌着被散热器吸收完热量后的水，偏凉，此管叫回水管，在其管中与一敞口水箱相连接。

水箱是锅炉的给水装置。锅炉与散热器中循环的水来源于水箱中的水，其安装高度必须要高于锅炉及散热器，有锅炉循环泵者高于锅炉即可。类象为“兑☱”，肺之象，肺为华盖，为高处。水箱内必须要有水，类象兑宫先天坎水，应肺为水之上源。

在水箱和回水管交汇处与锅炉之间的回水管中，有一阀门，叫回水阀，可将锅炉及管道散热器中的水排出。

锅炉欲正常工作还要有充足的燃料，类象人体中的元阳。水箱中必须有适当的水，类象为人身元阴。

上述任何一个环节出现故障，锅炉与散热器都不能正常工作。对应人体一处患病之后所产生的全身症状。

每年入冬之时，初次使用锅炉把炉火烧热（相当于用四逆汤等回阳之剂），若听到散热器内有异常声音（相当于人体受寒之后打喷嚏），此时应打开排气阀，放气（相当于用麻黄、桂枝等药辛温解表）。当排气阀放出热水时（相当于人体发汗），应关闭排气阀（辛散之药病祛大半之时应减量或改方或停药），如果长时间打开排气阀（相当于久服辛散之剂），散热器就不会达到正常的温度（相当于服麻黄或其他活血重剂之后产生的乏力现象）。

把散热器和火炕烧热后要用潮湿的燃料把旺火压下（相当于用引火汤或桂附地黄丸），有的锅炉内另有一小铁盖，上有一孔可开可闭（相当于用金石介壳类药降右路）。当炉火将要熄灭之时，为了使热力持续时间延长，还要把烟筒堵住（相当于先贤张锡纯用大剂量山茱萸治疗脱证）。

当水箱中的水过少之时，无论锅炉内的火烧得如何旺，散热器也是不热的（相当于肺肾阴虚，阴不养阳，水浅不养龙之象）。

当炉中燃料少之时，水越多散热器越不热（相当于阳衰阴盛之象），炉火太弱则管内水不流动，日久成为死水，水管内生水垢（相当于人体内聚湿生痰）。

当锅炉中水与火无异常之时，散热器温度仍然很低，可开排气阀或回水阀（相当于升左路或降右路来调畅气机）。

以上介绍民用锅炉的工作原理，虽不能与人体功能完全一致，但大象雷同，足以说明中医的整体观念及人体气血运行之理。在生活中及自然界还有许多现象可以阐述人体之理，望感兴趣的读者以比类取象之法，感悟其中道理，不要做一个熟视无睹的中医。

万物均由道而生，万物皆复归于道，故万物之间必有关联。

生活中的法于阴阳，和于术数

《黄帝内经》中第一个名言名句就是《素问·上古天真论》所言："上古之人，其知道者，法于阴阳，和于术数。"古代先哲应该是受此言影响，将阴阳术数之理运用到了生活当中。

有例为证，我们做菜会用到调料，如十三香、五香粉、花椒粉等，不知同仁们是否考虑过复方调料中只有十三香和五香粉，为什么用五味药或十三味药？而不用其他数？怎么没有三香粉、八香粉等调料呢？我认为这与先天八卦数有关。先天八卦数是乾一、兑二、离三、震四、巽五、坎六、艮七、坤八。

五香粉常用五种辛香之药，来对应先天八卦数中的巽，巽为风为嗅，为呼吸来去之象。做饭要讲究色、香、味俱全。用调料的目的就是使菜的香气增加，为了让调料的搭配更合乎术数之理，故取五位辛香之品，并冠名以五香粉。以后又有了五香瓜子、五香干豆腐等等，均是取巽为嗅之意。

那么十三香之意是因何渊源而来呢？我想真正懂本书之精髓者，自然知其奥妙。

在中医的方剂中合于此意的如六味地黄丸。

上面讨论了术数在生活中的体现，下面谈一谈阴阳五行学说在生活中的意义。

在临证中常遇到患者接受医者针药后，会问医生是否需要忌口，大部分患者听完我说的所忌之物往往是他们平时十分热衷的食物，换句话说，他们所爱吃的食物，就是他们所患之病的诱因。一般人爱吃的食品一定要吃个够，这样就行成了五味太过，太过者必要克制弱者，弱者必病。

一个人，长期做违背四时阴阳的事，生病是必然的。现代在都市生活的人，每天想把饭吃的对身体有益是很难的。快节奏的生活使人们多不亲自做饭，早餐要么到外面去吃，要么不吃。外面的早餐暂不论其安全性如何。一般在辽宁省早餐多见有以下几种：

豆腐脑、豆浆、猪肉大白菜包子。这三种食品，在普通人眼中没什么不能吃的，可是会比类取象的人又懂得顺应四时而生活的人除夏季外，多是不会经常在早晨吃上三种食物的。因为它们全都是金之象，而早晨是主升发的属木，早餐吃金性的食物，会克制木气。有些女孩说我早餐不吃外面的食物，我吃面包喝酸奶，再吃一个苹果或西红柿。如果这么吃，木气就被更强大的金气所制约了。天长日久，不病才怪。医者若对方剂配伍原理精通，则不会乱吃各种食物，又可对烹饪有更深的理解。寒、热、温、凉之物在搭配合理的前提下，又在适当的时间及适当的地点服用，对身体的帮助会起到事半功倍之效，正如《伤寒论》本依据伊尹《汤液经法》而著，伊尹却有“中华厨祖”之称，那么，在日常生活中，我们在不同的时间，怎么吃饭才合乎自然规律呢？

平人，早晨不吃酸味和白色的寒性食物。

中午不吃苦味和黑色的寒性食物及猪肉、海鲜。

晚上不吃辣味、黏腻及含有过多水份的食物。

以上所言可以因天气、季节、地域、体质等因素酌情调整。在极端天气或特殊环境中生活，应以调候论为主，不必拘泥上论。如夏季温度太高早餐可吃酸味或寒性食物，为调候之理。

谈到烹饪与饮食，我想起了一个现象，就是在煮饭、泡方便面时锅上面是否加盖，是直接影响食物的熟烂程度和速度的。用电饭锅做过米饭的人应该知道，当锅自动关火后，此时若马上打开锅盖，锅内的米饭口感偏硬，甚至是米饭不熟。米饭的熟烂程度与电饭锅的功率、电压的稳定性、锅内米的多少、水的多少、米与水的比例、锅盖的密封性都有关系。自动关火后约 3～15 分钟左右，米饭软硬适口，此时锅盖的密封性起决定性作用。这个生活中的现象与《灵枢·营卫生会》中所说的“中焦如沤”之象是不是很相似呢？那么，中焦如沤这个现象除了与脾胃的重要关系之外，与五脏中的哪一个脏腑关系较为密切？脾胃功能是否正常只与命门火这一个因素有关吗？命门火越旺，中焦如沤的功能就越强大吗？

希望这些生活中的现象，能帮助同仁们感悟医理的真谛。

圆运动的疑问与思考

各位中医界读者，当您看完本书理论部分之后 ，能否对阴阳学说，尤其是五行学说有一个全新的理解？

能否对人体的各种生理与病理现象都可以用阴阳、五行来描述？

能否用比类取象之法破释临证常用的“药对”、“角药”的配伍意义？

能否体会到九宫、八卦、干支学说给诊疗带来的便利？

在以五行图式阐释药性的书籍与互联网上中医名家们画出中药对应五行的各种图式，大家有过疑惑吗？

对“相火”这个中医名词，您对先师们的解释有过疑惑吗？

中气相关医论是九宫圆运动理论的核心，我在临证时补中气药的应用频率稍高于泻中气药，但补中气就多多益善吗？

伤寒论中有太阳病、阳明病、少阳病、太阴病、少阴病、厥阴病，仲景先师是因为什么才用这样的名词来给疾病归类？是经络学说的影响吗？

中药的药名；经络中各穴位与经外奇穴的命名；君火、相火等名词是古人随意起的吗？能否用比类取象的方法与单字组词的方法来破译其中的意义？

附 录

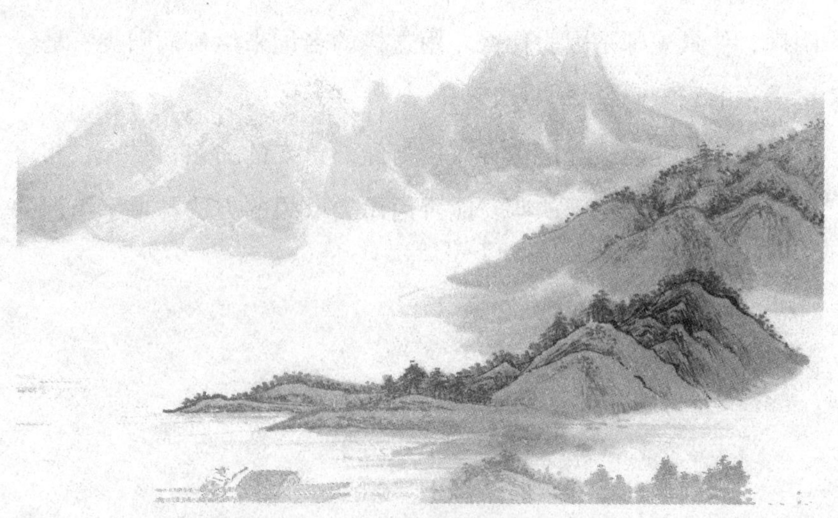

药王孙思邈《千金要方·大医精诚》

张湛曰：夫经方之难精，由来尚矣。今病有内同而外异，亦有内异而外同，故五脏六腑之盈虚，血脉营卫之通塞，固非耳目之所察，必先诊候以审之。而寸口关尺有浮沉弦紧之乱，腧穴流注有高下浅深之差，肌肤筋骨有厚薄刚柔之异。唯用心精微者，始可与言于兹矣。今以至精至微之事，求之至粗至浅之思，其不殆哉！若盈而益之，虚而损之，通而彻之，塞而壅之，寒而冷之，热而温之，是重加其疾而望其生，吾见其死矣。故医方卜筮，艺能之难精者也。既非神授，何以得其幽微？世有愚者，读方三年，便谓天下无病可治；及治病三年，乃知天下无方可用。故学者必须博极医源，精勤不倦，不得道听途说，而言医道已了，深自误哉。

凡大医治病，必当安神定志，无欲无求，先发大慈恻隐之心，誓愿普救含灵之苦。若有疾厄来求救者，不得问其贵贱贫富，长幼妍蚩，怨亲善友，华夷愚智，普同一等，皆如至亲之想。亦不得瞻前顾后，自虑吉凶，护惜身命。见彼苦恼，若己有之，深心凄怆。勿避险巇，昼夜寒暑，饥渴疲劳，一心赴救，无作功夫形迹之心。如此可为苍生大医，反此则是含灵巨贼。自古名贤治病，多用生命以济危急，虽曰贱畜贵人，至于爱命，人畜一也，损彼益己，物情同患，况于人乎。夫杀生求生，去生更远。吾今此方，所以不用生命为药者，良由此也。其虻虫、水蛭之属，市有先死者，则市而用之，不在此例。只如鸡卵一物，以其混沌未分，必有大段要急之处，不得已隐忍而用之。能不用者，斯为大哲亦所不及也。其有患疮痍下痢，臭秽不可瞻视，人所恶见者，但发惭愧、凄怜、忧恤之意，不得起一念蒂芥之心，是吾之志也。

夫大医之体，欲得澄神内视，望之俨然。宽裕汪汪，不皎不昧。省病诊疾，至意深心。详察形候，纤毫勿失。处判针药，无得参差。虽曰病宜速救，要须临事不惑。唯当审谛覃思，不得于性命之上，率尔自逞俊快，邀射名誉，甚不仁矣。又到病家，纵绮罗满目，勿左右顾；丝竹凑耳，无得似有所娱；珍羞迭荐，食如无味；醽醁兼陈，看有若无，所以尔者，夫一人向隅，满堂不乐，而况病人苦楚，不离斯须，而医者安然欢娱，全傲然自得，兹乃人神之所共耻，至人之所不为，斯盖医之本意也。

夫为医之法，不得多语调笑，谈谑喧哗，道说是非，议论人物，炫耀声名，訾毁诸医。自矜己德。偶然治瘥一病，则昂头戴面，而有自许之貌，谓天下无双，此医人之膏肓也。老君曰：人行阳德，人自报之……所以医人不得恃己所长，专心经略财物，但所救苦之心，于冥运道中，自感多福者耳。又不得以彼富贵，处以珍贵之药，令彼难求，自炫功能，谅非忠恕之道。志存救济，故亦曲碎论之，学者不可耻言之鄙俚也。

引用《大医精诚》的原因

笔者本想写一篇关于提高中医心理境界的文章，偶然想起药王孙思邈曾写过《大医精诚》，故将原文引用于本书。

目前，有相当多的医疗机构用以药养医的模式经营，在相当长的时间里这种模式不会被改变。我们除了等待医改政策，还应与各方沟通，早日创立更多的无药品提成的中医医疗机构。据我所知，我国一线城市中已经有心存良知的中医同仁创立了以诊疗费绩效，无药品提成的医疗模式。如此不但避免了医生贪念的产生，更体现了中医的价值！

《伤寒论》中的禁忌

在《伤寒论》中有许多条文告诫我们医者遇何证不可用何药或何法，我临证日久体悟到应熟记医圣张仲景的教诲，以减少失误。笔者为了方便同仁学习，现将相关条文归纳如下：

一、辨太阳病脉证并治上

16.（续）桂枝本为解肌，若其人脉浮紧，发热汗不出者，不可与之也，常须识此，勿令误也。

17. 若酒客病，不可与桂枝汤，得之则呕，以酒客不喜甘故也。

23.（续）脉微而恶寒者，此阴阳俱虚，不可更发汗，更下更吐也。

27. 太阳病，发热恶寒，热多寒少，脉微弱者，此无阳也，不可发汗，宜桂枝二越婢一汤。

29. 伤寒脉浮，自汗出，小便数，心烦，微恶寒，脚挛急，反与桂枝，欲攻其表，此误也。得之便厥，咽中干，烦燥吐逆者，作甘草干姜汤与之，以复其阳……

二、辨太阳病并治中

36. 太阳与阳明合病，喘而胸满者，不可下，宜麻黄汤。

38. 太阳中风，脉浮紧。发热，恶寒，身疼痛，不汗出而烦躁者，大青龙汤主之。若脉微弱，汗出恶风者，不可服之。服之则厥逆。筋惕肉瞤，此为逆也。

44. 太阳病，外证未解，不可下也，下之为逆。欲解外者，宜桂枝汤。

50. 脉浮紧者，法当身疼痛，宜以汗解之。假令尺中迟者，不可发汗。何以知然？以荣气不足，血少故也。

63. 发汗后，不可更行桂枝汤。汗出而喘，无大热者，可与麻黄杏仁甘草石膏汤。

81. 凡用栀子汤，病人旧微溏者，不可与服之。

83. 咽喉干燥者，不可发汗。

84. 淋家不可发汗，发汗必便血。

85. 疮家，虽身疼痛，不可发汗，汗出则痓。

86. 衄家，不可发汗，汗出必额上陷脉急紧，直视不能眴，不得眠。

87. 亡血家，不可发汗，发汗则寒栗而振。

88. 汗家，重发汗，必恍惚心乱，小便已阴疼，与禹余粮丸。

116. 微数之脉，慎不可灸。

119. 太阳伤寒者，加温针必惊也。

三、辨太阳病脉证并治下

132. 结胸证，其脉浮大者，不可下，下之则死。

142. 太阳与少阳并病，头项强痛，或眩冒，时如结胸，心下痞硬者，当刺大椎第一间、肺俞、肝俞，慎不可发汗。发汗则谵语……

164. 伤寒大下后，复发汗，心下痞，恶寒者，表未解也。不可攻痞，当先解表，表解乃可攻痞。

170. 伤寒脉浮，发热，无汗，其表不解，不可与白虎汤。

171. 太阳、少阳并病，心下硬，颈项强而眩者，当刺大椎、肺俞、肝俞，慎忽下之。

四、辨阳明病脉证并治

204. 伤寒呕多，虽有阳明证，不可攻之。

205. 阳明病，心下硬满者，不可攻之。攻之，利遂不止者死，利止者愈。

206. 阳明病，面合色赤，不可攻之。必发热，色黄者，小便不利也。

209. 阳明病，潮热，大便微硬者，可与大承气汤，不硬者，不可与之。若不大便六七日，恐有燥屎，欲知之法，少与小承气汤，……不转失气者，慎不可攻也。

214. 阳明病，谵语，发潮热，脉滑而疾者，小承气汤主之。因与承气汤一升，腹中转气者，更服一升，若不转气者，勿更与之。

224. 阳明病，汗出多而渴者，不可与猪苓汤，以汗多胃中燥，猪苓汤复利其小便故也。

233. 阳明病，自汗出，若发汗，小便自利者，此为津液内竭，虽硬不可攻之，当须自欲大便，宜蜜煎导而通之。

238. 阳明病，下之，心中懊侬而烦，胃中有燥屎者，可攻。腹微满，初头硬，后必溏。不可攻之。

五、辨少阳病脉证并治

264. 少阳中风，两耳无所闻、目赤、胸中满而烦者，不可吐下，吐下则悸而惊。

265. 伤寒，脉弦细。头痛发热者，属少阳。少阳不可发汗，发汗则谵语，此属胃，胃和则愈，胃不和，烦而悸。

六、辨太阴病脉证并治

273. 太阴之为病，腹满而吐，食不下，自利益甚，时腹自痛。若下之，必胸下结硬。

七、辨少阴病脉证并治

286. 少阴病，脉微，不可发汗，亡阳故也。阳已虚，尺脉弱涩者，复不可下之。

324. 少阴病，饮食入口则吐，心中温温欲吐，复不能吐。始得之，手足寒，脉弦迟者，此胸中实，不可下也，当吐之。若膈上有寒饮，干呕者，不可吐也，当温之，宜四逆汤。

八、辨厥阴病脉证并治

335. 伤寒，一二日至四五日，厥者，必发热。前热者，后必厥，厥深者热亦深，厥微者热亦微，厥应下之，而反发汗者，必口伤烂赤。

347. 伤寒五六日，不结胸，腹濡，脉虚，复厥者，不可下，此亡血，下之死。

364. 下利清谷，不可攻表，汗出必胀满。

谷物果蔬的四气

我在临证中逐渐体会到，作为中医工作者应该知道各种谷物蔬菜、水果的寒热温凉之性。因为我们对疾病辨证而得出的证候一定会有阴阳之别，即使阴阳两虚证也有主次之分。处方用药就会用寒热不同的药物来对治疾病，如果医者不能掌握食物的寒热之性，不告知患者不应吃何种食物，往往患者所吃之物已经减弱了药物的功效。

另外，许多疾病都是吃出来的，因为患者不懂四时饮食宜忌，又不知节制自己的欲望，再加上食品安全问题，能吃得基本健康已经很不容易了。

辛卯年春末，我给一女患者诊病，望其舌胖大舌中凹陷，舌质淡白，无水滑欲滴之象，处方后，告诉她不要吃海鲜、水果、猪肉等寒性食物。复诊时嘱其伸舌，见舌上有津欲滴。

我说：“你没有忌口吧！”

她说：“医生，你说的东西我都没吃啊！”

我说：“那你吃什么了。”

她说：“我每天都吃大豆腐。”

我真是百密一疏啊！大豆腐金水之气太明显了，不湿中土才怪！

关于各种食物的性味，我们都可以通过比类取象来推断。董乾阳总结了如下几个原则：

（1）含水量大的食物，多为寒凉之性，较干燥的食物多温性或平性。

（2）外皮与内瓤的颜色为黄色者多为平性，桔红、鲜红、紫色多为温热性食物。外皮与内瓤颜色为白色、黑色多为寒凉性食物。

外皮与内瓤的颜色五行相克者不宜用以上规律。

（3）根类蔬菜其地上部分为阔叶者多为平性。

（4）细长的叶类蔬菜多味辛，性多温热。阔叶类蔬菜多性凉。

（5）原产地为南方的水果，温性、平性偏多，原产地为北方的水果寒凉性者居多。

（6）水中生长的生物，寒凉之性偏多，尤其是带硬壳的动物。

（7）在冰箱中储存的食物，热性者转为温性或平性、温性者转为平性，凉性者变为寒性。油炸、烤制食品凉性转平，平性转温。

我所总结的上述原则，也应合参之后，方可应用。

下面列举常见食物的四气。

（1）微温：全麦面、芸豆（菜豆）、白扁豆、栗子、葵花籽油、柠檬。

（2）温性：高粱、黑米、紫米、杏、枣、荔枝、橘子、桂圆、樱桃、杨梅、松子仁、香菜、臭菜、雪里红、香椿、南瓜、木瓜、红毛丹。

（3）热性：生大蒜、辣椒、胡椒。

（4）平性：玉米、黄豆、红薯、燕麦、花生、榛子、芝麻、土豆、胡萝卜、香菇、豇豆（长豆角）、菠萝、葡萄、大豆油、花生油。

（5）微凉：大米、赤小豆、山药、芋头、苹果、草莓、西红柿、黑木耳、银耳、冰糖、豆浆、腐竹、豆腐干。

（6）凉性：小米、荞麦、薏米、梨、茄子、大部分瓜类、茭白、油菜、黄花菜、菠菜、花菜、莴笋、大豆腐、豆腐脑、藕、金针菇、芹菜、竹笋。

（7）寒性：香蕉、山竹、猕猴桃、西瓜、香瓜、柿子、空心菜、木耳菜、海带、紫菜、苦瓜、荸荠、冻豆腐。

多数学者认为大米是平性的，小麦是凉性的，我曾将大米粉碎成面，用其做了个米糊，当日感到口中润，声音洪亮，似吃完人参或生脉饮后的感觉。这是补土金之气的明显表现，金旺后水也较平时旺，故口中润。以比类取象的观点论之，大米多在水田中生长，有兑为泽、坎为水之象，果实外壳黄色，剥开后第一层又是黄色为土之象，加工后为白色为金象，内含水分较一般谷物多，土金水之气为主的食品必是偏于凉性的，故将大米定为微凉。

小麦加工后成为全麦面时，其性微温。同样可以用比类取象阐述其理。东北的百姓多认为大米酸胃，此为胃寒的表现，因北方寒冷金水旺，用小麦调候，故面食闻名全国的地区，多居于北方。南方炎热，火旺克金，南方人肺金虚者多，故以大米为主食来养肺金。

大家不要忽略体质因素对食物、药物的反应。同一种平性或微凉、微温的食物，不同人吃后，有时会有相反的五行之象，如有些人吃桃子后会有口干、口腔轻微灼热的感觉，有些人吃桃子后胃胀，脉弦紧，吃附子理中丸后，诸症消失。故中医学诸多学说，均是在以人为本，继而天人相应的基础上而产生的。

任亮医师临证医案选

我和任亮医师不仅是同读辽宁中医药大学，而且同时拜王金光老师为师学习脉诊、舌诊及临证技巧。我们虽是一师之徒，诊法大体相似，但任亮更善长脉诊，我更善长望诊。本篇引用任亮医师的医案，目的是为了让同仁了解师门脉法与众医家之异。以下医案均是任亮医师在环渤海地区的辽宁省盘锦市的医案。

一、腹痛

韩某，女，秋季来诊，自述患盆腔积液多年，有甲亢病史，治疗过度，现已成甲减。以小腹痛来诊，伴全身无力，头晕、颈、肩、腰、四肢沉重酸痛，脉沉弱无力。处五苓散，无效。思之脉象为气血两虚，盆腔虽有积液，但不可过度利水，应以扶正为主，略佐温通，方用大补元煎合暖肝煎。

处方：

熟地25g，山药15g，山萸肉15g，枸杞子20g，当归15g，红参10g，炙甘草15g，茯苓10g，乌药10g，杜仲15g，小茴香5g，吴茱萸3g，元胡3g。

药后1剂痛即止，继服4剂痊愈。

二、腰痛

韩某，女，腰疼不敢弯腰，后确诊为腰脱。恐于手术之风险故来我处求治。脉象：上焦阳虚，下焦肾阴虚。

先以手法复位，当晚疼痛剧烈，卧床不起。处以汤药：

黄芪60g，当归35g，丹参25g，没药10g，土鳖虫10g，蜈蚣2条，元胡15g，白芷15g，熟地25g，山茱萸25g，狗脊25g，川断25g，补骨脂25g，鸡血藤35g，海螵蛸20g。5剂。

服药后疼痛下行，先腿疼后只有足胀痛，腰痛已失，泡脚方：

大黄10g，桃仁10g，红花15g，没药15g，元胡15g，白芷15g，川乌10g，草乌10g。

用法：水煎，一天1剂泡脚。

三天后痊愈。

三、鼻炎

张某，女，37岁，夏季来诊。全身乏力，心中烦热，高大胖壮，胃口好，血压正常，有多年鼻炎史。脉沉弱。

诊为精血内亏，虚火上炎。

处方：

黄芪30g，生晒参15g，首乌30g，桑椹30g，枸杞子25g，山药20g，石膏50g，知母30g，石斛20g，沙参15g，生地30g，当归20g，莲肉15g。

服药后身有力，心烦稍减，继服14剂。

又想治鼻炎，受凉加重。

处方：

细辛10g，防风30g，麻黄（后下）15g，辛夷（包煎）15g，苍耳子5g，川芎5g，白芷5g，连翘（后下）15g，丹皮10g，甘草10g，红参10g，蝉蜕10g，5剂。

药后自述心烦意乱、失眠、口干。方知套方套药害人不浅，应以辨证为处方的基础。

处方：

黄芪30g，生晒参15g，首乌30g，桑椹20g，枸杞子25g，山药20g，防风15g，莲肉15g，石膏50g，知母30g，石斛20g，沙参15g，生地30g，当归20g。

服药后鼻炎稍微减轻，继服14剂，身有力，心烦、失眠鼻炎均愈。

四、心悸

车某，女，45岁，春末来诊，心悸、耳鸣、梦多，半夜醒后失眠，舌红，口臭。脉象：左寸弦细，左关乱麻头①，两尺沉弱，右寸略弦，右关沉弱。证属心阳虚，气血亏，心胃有火。治法益气活血化痰饮，清心胃火。

处方：

生晒参15g，黄芪15g，当归15g，川芎15g，柏子仁20g，法半夏10g，远志5g，桂枝5g，五味子15g，丹参20g，龙齿10g，生石膏30g，炙甘草15g。7剂。

服药后诸症大减，继服5剂，痊愈。

五、崩漏

黄某，女，40岁，春季来诊，月经淋沥不断一周，脉沉无力。

处方：

生地30g，白芍20g，川芎10g，阿胶10g，当归15g，艾叶15g，党参15g，甘草10g。5剂。

---

① 乱麻头：师门独有脉法之一，风木妄动，虚火血瘀者多见。

服后未效，换方如下：

生晒参10g，茯苓15g，白术15g，甘草15g，黄芪30g，当归10g，枣仁10g，远志5g，龙眼肉10g，木香10g，阿胶15g，仙鹤草60g，杜仲25g，川断20g，菟丝子25g，海螵蛸30g。

服后又未效，患者坚信于我，故细思此证，经色先黑，后量多，有血块，脉虽无力，不可排除瘀滞，当化瘀止血。

处方：当归20g，白芍15g，生地15g，丹参10g，三七5g，茜草10g，生蒲黄（单包）30g。

服3剂后血止，继服3剂痊愈。

董乾阳临证汤液医案选

笔者曾在辽宁省普兰店市执医，普兰店市归大连市管辖，南邻黄海，西邻渤海，四季分明，冬湿冷夏凉爽，空气湿度较内陆地区大，女性易患心阳虚、水气病、肾病等阳衰阴盛之证。董乾阳还发现自2005年到2009年大连地区实寒证、虚寒证十分普遍，从2009年到2012年气血两虚证、肾阴阳两虚证成为中医最常见的疾病，气郁证一直是常见疾病并无变化，这一点任亮医师也认识到了，他在盘锦市行医同样遇到此象。

以下医案一至七例来自辽宁省普兰店市。

一、头痛

王某，男，12岁，己丑年年末初诊，头痛多年，曾去大连、沈阳最权威的西医医院检查无器质性疾病，多处求治无有寸效。后患鼻炎，治疗时头痛稍有缓解。也曾找中医治疗后无效，经同事介绍，来我处诊治。望其舌，体胖大，中有凹陷，颤动。

我问："你受过严重的头部外伤吗？"

王答："数年前坐车时，被它车撞击，头部受伤，此后头痛，逐渐加重。医生，先给我开点中成药吧，过完年再喝汤药可以吗？"

中成药处方：正天丸、全天麻胶囊、十全大补丸、三七片。

二诊：庚寅年春季，自述服上药后头痛次数减少，程度减轻，舌尖红，寸关尺三部均为微脉。

处方：

鸡血藤20g，桃仁10g，红花10g，三七10g，防风10g，荆芥10g，辛夷10g，麻黄5g，蝉蜕5g，白术15g，人参5g，茯神15g，天麻10g，钩藤10g，生地10g，骨碎补15g，沙苑子10g，巴戟天10g。

三诊：王自言比服中成药时效果好。舌尖不红，苔润，欲寐，右尺稍浮，处方如下：

麻黄10g，蝉蜕10g，细辛5g，附子5g，防风10g，柴胡5g，白芷10g，辛夷10g，蔓荆子10g，三七10g，人参5g，天麻5g，钩藤10g，刺蒺藜20g，白术15g，白扁豆15g，白豆蔻15g，菟丝子15g，巴戟天15g。

四诊：局部舌颤依旧，但面积减小。右尺不浮，以前是全头痛，现在是几个点刺痛。处方如下：

麻黄10g，细辛5g，辛夷10g，人参10g，白扁豆15g，炙甘草15g，柴胡5g，海风藤20g，钩藤10g，威灵仙10g，巴戟天15g，沙苑子15g，骨碎补25g，生地10g，当归5g。

五诊：鼻流黄涕，舌、脉如前。

黄芪25g，人参10g，麻黄10g，细辛5g，辛夷10g，白芷10g，海风藤20g，钩藤25g，连翘15g，鱼腥草10g，生地10g，元胡10g，桃仁10g，琥珀10g，当归5g，骨碎补25g，菟丝子25g，炙甘草15g。

六诊：自言数方之 中此方最效。

处方为五诊方去细辛、菟丝子、桃仁，加松节25g、肉苁蓉10g。

七诊：处方为六诊方去连翘，加三棱10g、莪术5g。

八诊：处方为中成药十全大补丸、益气养血口服液、全天麻。

两年后，他与其父亲来我诊室，我问其头痛是否发作？

他说："好了，偶尔微微疼痛，没有因为头痛吃过任何药，只是为强壮身体吃过一段时间松花粉。"

我嘱其伸舌，舌整体颤动一下即止，无明显凹陷，舌中有一微小颤动。

要点解析：此患先有瘀血阻络，后致头部气血不畅，头风频作，体现在舌颤这个象上。舌中凹陷为中气虚之象。用祛风通络化瘀之药，必以补中气药为根，中气虚者，又应以补肾气为根。二诊诸脉微，应气血阴阳同补，兼以活血通络。三诊苔润、欲寐，右尺稍浮，为肾气不藏，命门火弱。五诊方效最明显主要是黄芪的作用，多次体会黄芪为补药之长，却有深意。若以九宫取象描述此病，主要看离、巽、艮、乾四个宫位。

二、咳嗽

(1) 例一：李某，女，60 岁。己丑年夏来诊，自述 30 多年前分娩后患咳嗽至今一直未愈，四肢肿胀明显，按之立刻反弹，无凹陷，舌尖红，舌体长，右寸气郁之象，因手臂肿胀，关尺未及。

处方：

桂枝 10g，麻黄 15g，蝉蜕 10g，杏仁 10g，白术 15g，猪苓 10g，茯苓 15g，泽泻 20g。2 剂药服后，觉有种强力之气自胃向上冲、干呕，坚持服完余下 2 剂，干呕之势有增无减。

升路不通，降气如何？处方如下：

砂仁 15g，黄柏 10g，甘草 15g，桔梗 15g，大腹皮 15g，桑白皮 15g，杏仁 10g，泽泻 20g，白术 15g，茯神 15g，猪苓 5g，桂枝 5g。

4 付药服完后咳止、不呕。此诊至今日已有四年整，只因生气后偶咳几声，我嘱其服加味逍遥丸即止，三十余年的咳嗽踪迹不见。

（2）例二：孙某，女，约为 8 岁，壬辰年春来诊，咳嗽约 3 个月，当地的止咳类药几乎吃遍，无效。每天中午咳嗽减轻，当闻到菜味、饭味之时咳作难止。初咳时，咳声清脆响亮，现在咳声空、干涩、头晕，虽欲寐，但透出一种较同龄儿童成熟之象，便秘。舌上红点，左关寒象兼气郁。

处方：

桂枝 5g，白芍 10g，甘草 10g，党参 10g，山药 10g，山茱萸 5g，仙鹤草 15g，桔梗 5g，木蝴蝶 10g，紫菀 5g，百部 10g，当归 5g。3 剂。

嘱其禁吃蘸酱油、大酱类菜肴。

二诊：咳势大减，头已不晕，不欲寐，大便溏，舌上红点减少，下午咳较上午、中午频繁。用一诊方去当归、木蝴蝶，加蝉蜕 2g、生姜 5 片、大枣 10 个、刺蒺藜 13g。

三诊：晨咳几声即止，上午、中午不咳，下午、晚上微咳。大便正常。左关气滞已无。

处方：

桂枝 10g，白芍 10g，甘草 10g，党参 10g，山药 10g，山茱萸 5g，百合 15g，桔梗 5g，生白术 7g，紫菀 10g，生姜 10 片，大枣 25 个。

约 3 个月后，其母言以后没有服其他药品，时尔咽痒偶咳几声。

要点解析：孙某之咳，在中午减轻，说明初患病时为太阳病，3 个月未愈，闻菜味、饭味咳嗽，是肺之阴已虚，不能承受辛香之味。咳声空、涩也说明肺阴之虚。这样就形成了火、金两衰之象，应以补被克者为主要目的，还要补中气来调和火、金，防止互战之象。二诊加生姜，三诊桂枝、生姜倍量，都是以午时病减之象而生之治法。

三、喘证

赵某，男，60余岁，庚寅年春初诊。喘已半年有余，四处求治，均未见效，现伴干咳、喘，夜不加重，每夜小便4~5次，双腿无力，排便无力。舌红，咽扁桃体白苔，诊前吃药，脉未见异常。

处方：

麻黄10g，桂枝10g，白芍10g，杏仁10g，五味子10g，紫菀15g，白果10g，蝉蜕10g，百部10g，款冬花10g，桔梗10g，仙鹤草20g，丹参20g，三七10g，人参5g，巴戟天15g，肉桂5g，旋覆花5g。2剂。

复诊：不咳、不喘，咽扁桃体白苔已消失，继服八剂，痊愈。

时间到了庚寅年冬天，喘又发作月余，舌红微颤，右寸弦，左寸微，每夜小便3次。以一诊方加甘草15g、川椒10g。

二诊：舌红，活动后喘重，躺下后舒服。

处方：

人参15g，白术15g，干姜15g，甘草15g，附子10g，麻黄10g，桂枝10g，白芍10g，细辛5g，五味子10g，厚朴5g，杏仁10g，旋覆花5g。

三诊：赵说二诊方虽较一诊方好一些，但不如春天时效果那么明显。

处方：

麻黄20g，人参20g，山茱萸25g，蝉蜕15g，桂枝15g，白芍20g，百部20g，甘草25g，白果10g，熟地7g，山药7g，细辛5g，干姜15g，五味子5g，当归7g，川椒10g，附子5g。

几日，其女儿来我诊室，说其父此次服药后效果非常好。

要点解析：见到老患者旧病复发，最易马虎大意，用机械思维分析，而用曾经取效之方，这也是套方套药。赵某冬季发病为虚实错杂，这里面还有一个因时制宜问题，体现在何处请读者明察。

用九宫理论分析，咳喘病之标在巽宫及其先天宫兑宫，所以风药、补金、泻金之药多用之。其本在何宫多以病因、体质等因素判断。另外，“庚寅年春初诊，喘已患半年。”说明此病是己丑年秋初患，秋为金，为右降太过，故麻、桂左升之药是必用之品，喘日久肺肾必虚，故有诸补、涩之品。

四、泄泻

尹某，女，40岁左右，辛卯年6月来诊，腹泻三个月，日3~4次，腹不痛，有沫。曾到本市最权威的医院就诊，后无效。又找中医诊治，服汤药偏甘味，无效，后服附子理中丸月余，稍效。刻诊：头晕口苦，体形偏瘦，双关微有气郁之象，余微脉。处方如下：

仙鹤草25g，葛根25g，白头翁25g，桔梗10g，炮姜15g，炒白术15g，防风15g，党参5g，肉豆蔻7g，补骨脂3g，五味子5g，柴胡3g，黄连2g。7剂。

约一个月后，其女儿患病来诊，言服上方三剂，泻止，大便成形，余下4剂至今未服。

按：泄泻，水多土流之象。与五行土有关之病，日久者，多为杂气致病，非一因致病，故处方用药多寒热并用，取效甚捷。此患夏季来诊处方中有对治夏季疾病的药物，若非夏季可将其删除。另外，泄泻按九宫部位取象是病在大肠属乾宫，与兑宫、坎宫关系密切，看方中何药对应了乾、兑、坎宫。望同仁仔细研究。

五、腹痛

徐某，女，21 岁，辛卯年 7 月初诊。左下腹持续性麻木、疼痛，喜按遇冷加重，排气后，腹部舒适，大便稍干。结膜发蓝，左寸气郁，双尺微，伴恶心，咽干，头晕，双足色青，西医肠镜无异常。

我问："你长期吹空调吗?"

徐答："在马来西亚工作时，经常吹空调，而且是在外面出一身汗后，回到室内，吹着最凉的风。"

我又问："有没有月经过多的经历。"

徐答："有过，现在经量很少。"

处方：

黄芪 15g，人参 5g，党参 5g，白术 15g，干姜 25g，甘草 15g，附子 3g，肉桂 5g，锁阳 40g，肉苁蓉 15g，巴戟天 15g，菟丝子 15g，当归 3g，丹参 15g，柴胡 2g。

二诊：舌无异常，左寸气郁已无，余脉微，诸症减，双目结膜稍转白。

附子 10g，干姜 25g，甘草 25g，白术 15g，党参 10g，人参 5g，锁阳 30g，巴戟天 25g，沙苑子 10g，胡芦巴 6g，白芍 40g，乌梅 20g，肉桂 5g。

三诊：头已不晕，大便日 2 ~ 3 次，左下腹由轻微麻痛，转为偶尔绞痛，痛后欲便，便后痛止，白天想睡觉。

黄芪35g，人参10g，白术15g，干姜15g，甘草25g，附子5g，锁阳30g，乌梅20g，肉苁蓉15g，胡芦巴10g，菟丝子15g，桂枝5g，麻黄5g。

四诊：诸症大减，已不嗜睡。

黄芪40g，人参10g，白术15g，干姜15g，甘草25g，附子5g，锁阳30g，乌梅20g，肉苁蓉20g，胡芦巴10g，菟丝子7g，桂枝7g，茯苓15g，虎杖15g，白豆蔻5g，枳壳5g，肉桂3g。

五诊：双足青色大减，温和感增加，腹麻木面积所剩无几，自言，此剂药效果最明显，全身症状除恶心未减之外，余者继续减轻。

处方为四诊方去茯苓、枳壳、白豆蔻，加半夏5g。

几个月后见其母，说病已痊愈。

要点解析：此证较为少见，麻木感的发生机理为气血亏虚不能濡养患处，有因经络闭塞而导致的气血虚，和脾肾亏虚导致的气血虚。此患遇冷加重，怀疑有受寒史，左下腹多被衣服遮盖，又不是肢体末端，本不缺少气血，能伤于寒邪必是人为因素或特殊环境导致，故问其是否长期吹空调。又问其是否有月经过多史，如见其眼结膜发蓝，必为有失血史或脾胃虚寒的素食者，或先天禀赋不足。由此可见问诊也是需要对生活较为了解后，才能一语中的。

五次处方均以其病位为艮宫，以脾土之气，为中心展开思路，脾为左升显象，怕寒气太过，二诊加白芍，若用小量反佐还无可厚非，用40g实为失误。故三诊去之。

六、乏力

王某，女，40岁左右，己丑年夏初来诊，以长期全身乏力为主症，左寸瘀血脉，关尺虚，余未及异常。曾有脑神经紊乱史。

处方：

人参10g，白术20g，甘松10g，巴戟天25g，肉苁蓉25g，沙苑子20g，菟丝子20g，熟地15g，山茱萸10g，仙鹤草20g，桃仁10g。

请读者再仔细看一遍这个处方。我认为此患气血两虚，脾肾两虚，兼血瘀，用些相对平和的药吧。几日后其母来告诉我，她女儿服药后第三天时日四次大便，后牙痛，去口腔科把牙拔掉一颗。她母亲好像认为牙痛与吃汤药没有直接联系，此现象虽然很难判断是否有其他因素参与，但我却内疚良久。

要点解析：体虚乏力者，虽比较多见，但也不是几位温补之药就能全都起效的。上方药性多平和，剂量却偏大，主要是肉苁蓉的剂量偏大，此药是最易导致虚火上炎的补肾阳药。单服巴戟天25g后泄泻者共发现两例，复方温补药中有巴戟天25g以上而泄泻者，共四人次，均有中气虚。牙痛因腹泻次数过多，伤了下焦阴液，阴不养阳，虚阳上升，外加肉苁蓉之力，热性倍增。另外，此患的既往史是可以取象来做为用药的参考条件的，当时也忽略了，3年后，此时的我，再也不会如此大意了。

此方开于2009年，若现在让我给夏季乏力者治病，在没有外邪的前提下，我不会以四种温肾阳药与一种酸味药这个比例来做为中气之根，治疗夏季乏力属虚证者，多以酸甘味为主，因为夏季火当令，肺金最弱，故应以甘味泄火生金，以酸味直补肺金之用。则肺主一身之气的职能才会正常，气足人怎有乏力之理。

通过此次失误，我建议以后想出版医案的中医界同仁，写医案时，应该写上何年、何月，并且要简单介绍一下地区气候、环境的特点，这是重要的辨证条件及用药剂量的参考标准。中医的五脏是圆运动中的五脏，是法天地应四时的五脏，绝不是机械呆板的五脏。

七、骨痛

（1）例一：孙某，女，34岁，辛卯年五月来诊，双髂骨痛，后背大部区域疼痛，双肩痛，左重右轻，舌微颤胖大，淡白，中微凹，左关偏上中取瘀血象。

我问："在七八年前，是否有令你至今无法想开的烦心事。"

她答："是在我二十七八岁时，有特令我烦心的事，从此以后，我的身体大不如从前，之前我什么病也没有。"

处方：

桂枝20g，柴胡5g，细辛5g，人参5g，白术15g，甘草15g，甘松20g，五加皮20g，松节20g，乌梅25g，骨碎补25g，巴戟天25g，锁阳25g，肉苁蓉15g，红花10g，枳壳5g，肉桂5g。3剂。

二诊：感觉较服药前易热，月经来潮前3日，诸脉虚。

将一诊方去柴胡加黄精15g、山茱萸10g。

三诊：髂骨与后背疼痛大幅减轻，将二诊方加杜仲25g。

四诊：因生气后，脉象现气郁之象，加柴胡5g。后回访，病愈。

要点解析：骨痛者，多为阴阳两虚，究竟是偏于阴虚，还是偏于阳虚主要看舌象，此人舌胖大淡白为肾阳虚。左关瘀血象是师门独特诊法，我所问七八年前的烦心事这是以此脉象为依据，加上又用唯象思维验证，无误，才敢直言。

恩师王金光诊病单凭脉诊就可断到患病的具体年份观察数例，从无失误。此需"炼己筑基"有成，诊脉时又需放下一切妄想。

此患者最初病因是怒伤震宫肝气，日久忧思伤艮宫脾土，中气左升之路有二宫失职，极易影响到巽宫，此为后背及双肩疼痛之因，艮宫病则盗泄坎宫之气，日久肾虚骨痛。艮宫伤舌中凹陷，震宫伤左关瘀血。

（2）例二：吴某，男，约60岁，司机，辛卯年秋初诊。耻骨疼痛，自服六味地黄丸可缓解，舌颤动，有高血压史，易忧虑。

处方：锁阳30g，骨碎补30g，肉苁蓉20g，杜仲20g，菟丝子25g，刺五加皮25g，松节15g，山茱萸15g，熟地10g，何首乌10g，沙苑子10g，炮姜15g，附子3g，肉桂5g。

数日后来诊室告知，耻骨已不痛，而且小便较服药前通畅，膀胱气足，他把排尿量比喻成原来是“四分管”（细），现在是“八分管”（粗）。

要点解析：骨痛者如果没有外伤史，多为肾阴阳两虚，自服六味地黄丸缓解，说明已经治好了一部分，若是纯阴虚，此汤药怎能有效？若将附子的剂量加大成中等剂量，则有走而不守之象，大剂量附子虽可入下焦，但不如小剂量取少火生气之意。

易忧虑为巽，风木之象，容易耗水生火，故用刺五加皮、松节、附子祛风，巽木生上焦火耗下焦水故用肉桂引火归元，熟地、首乌滋阴降阳。

八、甲亢

2013年5月，我来到大连市开发区工作。遇到一例患甲亢5年的女病人，28岁。曾用西药治疗2年，每月必抽血化验肝功。近日身心烦热，心率快，易饥饿，时有恶心，日大便3－4次。体形为木形人，性格极其外向、活泼，偏爱红色、花色服饰，焗红头发。舌形长，舌尖红，偏右无苔。脉象为左关上部有气郁象，双尺微。辨证为木火之气左升太过。治法：用土金之药，佐水性药，降右路各宫。

处方：乌梅50g，山茱萸25g，刺蒺藜40g，郁金20g，生地

25g，黄柏 10g，砂仁 10g，磁石 10g，代赭石 5g，紫石英 5g，夜交藤 20g，合欢皮 25g，生晒参 10g，炙甘草 15g，干姜 5g，姜半夏 5g，柴胡 3g，肉桂 3g。7 剂。

第二诊时其丈夫说她情绪大为好转，不恶心，饥饿感减轻，大便每日次数减少，但爱出汗（因为天气转热）。脉象：左关气郁之象消失。

要点解析：甲亢患者的症状多为木火之气左升太过，故治疗时以降巽、离、坤、兑、乾诸宫为主。方中乌梅、山茱萸、磁石、代赭石、紫石英、肉桂、砂仁主要入乾、兑宫来直接或间接制约震、巽木。郁金、生地、黄柏、合欢皮、生晒参主要作用于兑宫、坎宫来降阳。刺蒺藜、夜交藤、柴胡作用于震宫、巽宫，来疏肝解郁。干姜、姜半夏、炙甘草主要作用于坤宫补其中未土本气，在润性药生地的配合下，右路阳气下降，另外，生地入坎宫制约对宫离火。诸药合用，诸症缓解。

此例以比类取象的思路开方，封髓丹中诸药不是方中君药，借其右降之力助酸味药。患者说这个药比醋精还酸，这与我重用乌梅为君有关。

第五诊时将诊方中金石之品全部去掉，加胡芦巴 17g，骨碎补 17g，肉豆蔻 7g，白芍 20g，百合 25g，首乌 25g，柏子仁 20g，夏枯草 10g，灵芝 5g。

最后，我将第七次复诊的处方写于本书：乌梅 40g，生晒参 10g，生甘草 25g，炙甘草 25g，刺五加 25g，黄精 30g，白术 15g，仙鹤草 25g，桑寄生 20g，骨碎补 17g，胡芦巴 17g，五味子 10g，红景天 15g，附子 3g，干姜 3g，肉桂 3g，甘松 5g。

患者反馈：没有增加烦热之感，大便日 2 次，饥饿感如常人，情绪好，她的丈夫情绪更好，因为让他心烦的人，其病情已日趋好转，很少向他提出过分的要求。

中成药的临证应用

21 世纪及以后的中医与古代中医最大的差别之一就是中药现代化发展之产物——中成药的大量上市，她给患者带来了诸多好处，如携带方便、便于服用、口感舒适等等。同时，相关问题随之而来，大部分中成药剂量太小，许多疾病虽可见效，但无力治愈；说明书中主治范围太过局限，容易被患者、不明其理的医生说成乱用药；许多中医因为习惯或利益问题，从来不用中成药治病，西医大夫又不知中成药的扩展应用，导致许多物美价廉的中成药没有被中医应用于临床。

我在临证中总结了几个应用中成药的注意事项：

（1）中成药中各药材剂量太小，但有些药按说明服用不必加量，而且疗效肯定，如以柴胡为君药的中成药，像小柴胡颗粒、逍遥丸等，又如用附子理中浓缩丸治虚寒胃痛。

（2）个别生产厂家，在治疗痹证、跌打损伤、补肾、安神类中成药中暗自添加西药。说明书中还有注明首次倍量的“中成药”，此服药方法只在磺胺等西药中才如此服用。短期服用此类药对减轻患者痛苦也是可取之法，若不明此理者长期服用，后果难料。

（3）我经过多年应用后发现非古典方剂的中成药，多将君药放在成分的第一位，第二、三位多为臣药，方剂中后 1/3 的药物不能以其功效作为治病的主要药物，此理对于中成药的扩展应用，有一定意义。

（4）中药材市场价格因产量等因素影响，涨落幅度较大，以六味地黄丸为例，在2000年时熟地价格较低，山茱萸价格最高，当时的六味地黄丸基本吃不出来山茱萸之酸味，以熟地之味为主，到2009年时山茱萸的价格很低，山药价格爆涨，服六味地黄丸可以吃到明显的酸味，2011年熟地价格涨了近三倍，山药价格每公斤80元左右，有些厂家的六味地黄丸吃到的是丹皮之辛味。所以用中成药治疗疾病对厂家药物的质量及信誉应比较了解，不然服之无效，还以为是医者辨证的失误。

（5）浓缩丸是近些年普及的剂型，实为汤剂的变型，不可等同于水蜜丸、水丸、大蜜丸，有些胶囊、片剂也是浓缩剂型，多见于药物成分较多的中成药。有些人的胃对胶囊不适应，服后胃胀、打呃，故中成药的胶囊，我多嘱患者拆开胶囊，服其粉末，媒体爆问题胶囊后感到自己以前的做法可以减少中毒机率。

下面是我在临证中应用中成药的一些体会与实例。

一、腔隙性脑梗死

此病有以耳鸣为主诉者，有以眩晕、口苦为主诉者，有以胃胀、舌肿麻木为主诉者，望舌多有全舌颤。

庚寅年冬我治一男性患者，56岁，以耳鸣为主诉，此人不识字，也不知自己疾病的程度。平时多信于我的医术，让我为他开药。我嘱其伸舌见全舌乱颤、舌中裂纹，胖大舌，瘀血脉。脾肾胃气受伤已久，头部经络已伤，又伴有口苦、恶心。方用小柴胡颗粒，全天麻胶囊，脑得生片。此人取药之时，其领导说他昨天和我都做了头部CT。他被确诊为腔隙性脑梗死。

第二天得知昨天此患服药后约两小时耳鸣已除，他共服药10天左右，未吃其他任何药，未打任何注射液，诸症消失。半年后，我与他闲谈，嘱其伸舌，另见舌中裂纹仍在，全舌无一处颤动。全天麻胶囊成分为天麻。

脑得生片成分：三七、川芎、红花、葛根、山楂。

二、心衰，心源性哮喘伴咽炎

戊子年冬，我院放射科医生（54 岁）对我说：“看看我得了什么病?”说着伸出胳膊让我诊脉，左寸弦，双尺微。

我说:“你的病是不是在半夜发作啊!”

他说:“对。”

我说：“是不是在睡熟的时候，胸闷、心慌，憋醒，必须坐起来?”

他说:“是。吃什么药好?”

我说:“先吃附子理中浓缩丸，几天后，再吃右归丸。”

约旬日后，见到我说：“董大夫，我胸闷、哮喘的病好了，而且，我几个月都不敢吃咸东西，吃饺子蘸酱油嗓子像被数把钢针扎肉的感觉，治咽炎的药吃个遍，没一个好用的，我把右归丸吃没后，这个病也好了。”

此证为心阳虚兼肾阴阳两虚。有脉可凭。附子理中浓缩丸实为《伤寒论》中人参汤加附子，人参汤主治胸痹。此咽炎以肾阴阳两虚证为发病基础。

三、寒湿腰痛

寒湿腰痛者有一典型特点，即早晨腰部胀痛，儿童可有从睡中痛醒之时，多有饮水过量、常吃冷饮、喝啤酒的经历。治疗此证在中成药中以附子理中浓缩丸最效。其他补肾阳祛寒湿之品也有效，恐其中有激素，用后效果也不如附子理中浓缩丸。我曾以附子理中浓缩丸治愈一例近十年的腰椎骨质增生患者，封闭、理疗、吃各种祛风湿药均无效，发病之时不敢下蹲，服药当日疼痛缓解，次日腰痛若失，此人间断服用近半年，自述其患尾椎骨刺多年，现已缩小2/3。

四、尪痹

一针灸科医生，男，20余岁，患类风湿6年，进行性加重。庚寅年12月初，经同事介绍，电话求诊。双上肢变形，双膝关节积液，双髂、双踝关节肿胀疼痛，难以入睡，一旦入睡，则汗出、胸闷，形体偏瘦，口不渴，舌胖大。夜间手足心热，白天患处凉，有伤精史。前医以秦艽、双花、蜂房、茯苓等多剂无效。

处方：

麻黄20g，细辛10g，附子5g，炙甘草40g，白术40g，党参15g，茯苓15g，熟地20g，山茱萸20g，牛膝25g。5剂。

上药服完后电话告知，双髂关节已不痛，但右腿内侧韧带至踝关节疼痛，从前无此症状。我言，此为病退之象，因髂关节对于踝关节来说，髂为里，踝为外，是里邪外出之兆。嘱其早睡，他说每晚煎药入睡太晚，我说服中成药吧！

处方：

（1）风寒感冒颗粒（成分：麻黄、葛根、桂枝、防风、紫苏叶、白芷、桔梗、苦杏仁、陈皮、干姜、甘草）

用法：一次2袋，上午9点、下午1点各一次。

（2）十全大补浓缩丸

用法：一次35丸，日3次，饭前半小时口服。

（3）附子理中浓缩丸

用法：初服15丸，渐加到一次100丸，上午9点、11点各一次。

下午一次 25 丸，14 点、16 点各一次。

（4）金匮肾气丸（水蜜丸）

用法：一次 25 丸，日 2 次，饭前口服。

约 10 日后，告知双膝肿胀、疼痛大减，睡中出汗减少，腹泻 3 次。又嘱双膝外用以川乌、草乌为主的膏药。继服以上中成药。服药一个月左右，来电话说自己目前状态非常好。继服中成药近 2 个月，病情稳定，后因忙于婚事，奔波劳碌，病情加重，又经常与对象吵架，没有养病的良好环境，病情时轻时重。

五、四肢麻木、抽搐

中老年人常感觉四肢麻木，做 CT、血脂等检查又无明显异常，多伴有乏力、气短，此症以十全大补丸合强力天麻杜仲胶囊治疗。若只有上肢麻木，在小便后加重，甚至有触电感，为中气随尿而泻，上肢气血回流中宫，单服十全大补丸即效。强力天麻杜仲胶囊成份为天麻、杜仲、制草乌、附子、独活、藁木、玄参、当归、地黄、川牛膝、槲寄生、羌活。此药治疗腿抽筋特效。

六、鼻衄

我近几年治愈的鼻衄，均为右降不及，火不归元证。也有过服辛辣食物而发病者。药用金匮肾气丸加三七片。左升太过者加脑立清（成分：磁石、赭石、清半夏、牛膝、神曲）

七、鼻渊

东北地区的鼻渊多由风寒伤络，经脉闭塞，卫气上行，日久不通，郁而化热所致。虽外见鼻子周围微热，流大量黄涕，但不可内服清热解毒药。应该以芳香通络之品，少佐清热排脓之药，以补中气药为根，最好配合外用辛味药酊剂涂鼻孔，再用辛凉之药滴鼻。我多用风寒感冒颗粒合补中益气丸为基础方进行治疗。并嘱其热敷鼻区，帮助祛寒通络。

八、咽痛、扁桃体病

咽痛、扁桃体病发生于成年人属虚寒体质者，若问诊有受寒的经历或者是晨起后发现咽痛而入睡前一切正常者，服附子理中浓缩丸多在当天就可明显好转。

九、尿失禁、前列腺增生

中老年女性因咳嗽、过劳而诱发憋不住尿、尿失禁。

有食欲不振，全身乏力的，多是补中益气丸证。

有闻辣椒油而诱发伴腰膝酸软，夜尿频频的多是金匮肾气丸证。少数太阳病后也有此症，应随证治之。

老年男性多排尿无力，中焦、上焦虚象不明显者，用金匮肾气丸，疗效优于目前专治前列腺的药。中、上焦有虚象者，必补中气。

上述两种病证多无尿痛，非为热证，西医多以抗生素治疗故不效者居多。

在本书的最后，和中医界广大同仁分享一个我在临证中运用中成药的技巧，即中成药成分以乌头、附子、细辛、麻黄或其他活血化瘀类药为主要药物者，将其用酒精或高度白酒浸泡数日制成酊剂涂于患处，用于四肢僵硬疼痛、关节积液、跌打损伤、鼻炎等症，有口服药无法代替的显著疗效。

邢伟中医师患病诊疗全程实录
——鼻炎自治一误再误

时间:2012 年 11 月

地点：辽宁省大连市

人物：邢伟；邢伟同事张中医；某老中医；董乾阳。

邢伟自述：本人近几个月睡得较晚，在 12 年 9 月份患感冒后鼻流清涕不止，每天 180 克手帕纸不够用。两个月来每天几十个喷嚏，疲倦，好困，吃完午餐后症状减轻，眼干，眼红，腰酸。舌体胖大，有齿痕，脉沉细。

自己辨证为脾肾两虚，偏于阳虚。

处方：制附子 15g，干姜 15g，炙甘草 10g，白术 15g，茯苓 20g，川芎 10g，当归 20g，山药 20g，白芍 20g，熟地 15g，麦冬 10g。

用半剂后，眼已经睁不开，粘在一起。用力睁眼见结膜明显充血，尿痛，其他症状无好转，立刻停药。

自开洗眼方：青皮、皮硝各 15g。

用后眼干好转。

因为结膜明显充血，将方剂改为清热滋阴补肝肾类方剂。

处方：北沙参 20g，枸杞 15g，菊花 15g，当归 10g，白芍 20g，川芎 10g，生地 15g，麦冬 20g，玄参 15g，生甘草 10g。

服用后流涕，喷嚏，疲倦，好困，腰酸诸症加重。

我的同事张中医，与我症状相同，但是已经患病 4 个月了。他曾经找了个老中医诊治开了几剂药，初服有效，久用无效。我也按照原方试一试吧。

处方：防己 20g，黄芪 20g，炒白术 30g，茯苓 15g，柴胡 10g，半夏 12g，黄芩 10g，当归 10g，川芎 15g，枳壳 15g，白芷 15g，藁本 15g，升麻 10g，木香 6g，黄连 3g，甘草 9g。

用 10 剂后既没减轻又没加重。

后来电话请教乾阳。

乾阳问："第一次出现症状时你处于什么环境？"

我说："具体的记不清了，应该与风寒有关。"

乾阳问："第一次出现症状到现在一共有多长时间？"

我说："两个多月了。"

乾阳问："患病期间有没有不欲饮食、心烦喜呕，口苦、咽干、目眩的症状？"

我说："有过，现在没有了。"

乾阳问："舌质、舌苔是什么样的？"

我说："舌体胖大，有齿痕，苔偏薄。"

乾阳说："你这是左路不升。用补中益气汤加减。"

处方：黄芪 15g，人参 10g，白术 15g，炙甘草 15g，当归 10g，陈皮 6g，升麻 5g，柴胡 5g，麻黄 5g，桂枝 5g，白果 10g，仙鹤草 30g。

服后第二天症状明显好转，一块手纸未用。共服 5 剂，诸症基本消失。

同事张中医见我病好了，问我缘由。他将第一煎汤液喝到一半时流涕立刻消失。

他说："神效！中医太神了！"

连说十几遍，别人以为他又病了。

甚是感谢乾阳，使我更了解中医本质，我的临证水平提高了很多。

董乾阳提示中医初学者：我问诊的过程。

为什么问了两个第一次？为什么问患病期间有没有不欲饮食、心烦喜呕，口苦、咽干、目眩的症状？问舌质、舌苔是用来推测什么的？

后　记

中医界的同仁们，看过本书之后，是否可以在您的脑海中形成一个整体观念？是否可以消除对中医各派的执着与误解？

《九宫圆运动之古中医论》可以使中医各家学说的理论及常用方剂，在九宫中准确定位，找到其显效的原理，如火神派重视巽、离、坤、乾、艮；补土派重视艮、震、巽、离、坤；寒凉派重视兑、乾、坎；养阴派重视兑、乾、坎。

我谈一谈本书的命名。"九宫"一词出自《灵枢·九宫八风》；"圆运动"为中气升降的路线；"古中医"是指以五行、干支之象来阐述医理；"论"本书提出了许多论点，属非问答式的论。如《内经》各篇是问答式的论。李东垣《脾胃论》是非问答式的论。

本书以医理为中心，理通则术、法、方、药均有依据可循。我也不想创立九宫圆运动相关的方剂。因为将中医各派的优势能灵活运用，又将守中用中之理融入到辨证与处方中，自然会将患者的五行病象减弱甚至消失。

九宫圆运动古中医理论是先难后易之学。先难是指必须将阴阳五行、九宫八卦、天干地支之象基本领悟，后易是指一旦掌握比类取象之法就掌握了《黄帝内经》的纲领，再学习各家之长，也必知各家之短。

中医界历代都有根器较好者，用易经六十四卦来阐述医理，让后学者望而生畏，没有长久的传承。笔者不反对用易经六十四卦来阐述医理，关键是如何让更多人掌握八卦基础之象。若八卦基础之象都不熟，直接以六十四卦之象论中医，走这条路是多么艰难！

本书初稿完成之时曾请恩师王金光指点其中不当之处。后遵照师言将许多关于易理与医术方面的知识做了删减，这部分内容没有三五年的易经、术数基础是不能望文知意的。

再观目前现代化的中医教育，现代化的中医师。虽有读书先博后专等词语，但其博大与真正的中医思维不在同一个层面上。目前中医界一些有识之士正在努力改变现今的教育。基于此因，我立志在以后的中医工作中以中医教育为主，中医临证为辅。将在适当之时创办九宫圆运动古中医学堂。欲深入学习《辅形诀》、《四圣心源》、《圆运动的古中医学》，对医理有困惑的中医同道；对各个流派有疑问的同道；对内经五行学说比类取象不会应用的同道；对易经与中医的关系感兴趣的同道；对四诊及方剂运用欠佳的同道；欲学习时间诊法及辨证与九宫诊法及辨证的同道，请关注董乾阳（即董井佳）的博客。

若对中医的理、术、法、方、药达到圆通应用的境界，再通过学习释、道、儒的思想对身心的修炼才能逐渐合同于道。希望后学者多能领悟中医之理，做现代的真、至、圣、贤！

董乾阳（董井佳）

2013 年 9 月于大连开发区黄海路中医医院

参 考 文 献

[1] 老子著．徐浩注释．道德经译释．长沙：湖南人民出版社．2009.

[2] 战国·佚名著．黄帝内经．北京：中国医药科技出版社．2013.

[3] 清·顾观光辑．杨鹏举校注．神农本草经．北京：学苑出版社．2002.

[4] 王易中编著．大智之门：《孔子 <易·系辞> 解读》．太原：山西科学技术出版社．2011.

[5] 宋·朱熹撰．廖名春点校．周易本义．北京：中华书局．2009.

[6] 清·林之翰著．王宏利校注．四诊抉微．北京：中国医药科技出版社．2011.

[7] 清·马道立著．孙国中点校．周易三极图贯．北京：团结出版社．2009.

[8] 清·黄元御著．孙洽熙校注．四圣心源．北京：中国中医药出版社．2009.

[9] 清·郑钦安著．周鸿飞点校．中医火神派三书：医理真传·医法圆通·伤寒恒论．北京：学苑出版社．2007.

[10] 彭子益著．李可主校．圆运动的古中医学（续）．北京：中国中医药出版社．2009.

[11] 冯世纶主编．胡希恕讲伤寒杂病论．北京：人民军医出版社．2007.

[12] 栾任之．王景祐著．周易思维与现代科学．上海：文汇出版

社.2009.

[13] 马林著．思维科学知识读本．北京：中共中央党校出版社.2009.

[14] 雷载权，张廷模主编．中华临床中药学．北京：人民卫生出版社.1998.

[15] 李阳波讲述．刘力红等整理．开启中医之门：运气学导论．北京：中国中医药出版社，2005.

[16] 张锡纯原著．柳西河等重订．重订医学衷中参西录（上册）．北京：人民卫生出版社，2006.